心内科门诊
常用中西药速查

主　审　张伯礼

主　编　郑文科　田　盈

副主编　江　丰　张　硕　秦广宁　肖　璐

编　者（按姓氏笔画排序）

王　硕　田　盈　吕　玲　刘耀远
江　丰　肖　璐　张　硕　张文静
苗婧超　郑文科　昝树杰　秦广宁
高　宁　崔甜甜　谢　伟

人民卫生出版社
·北　京·

图书在版编目（CIP）数据

心内科门诊常用中西药速查 / 郑文科，田盈主编．北京 ：人民卫生出版社，2026. 3. -- ISBN 978-7-117-39440-6

Ⅰ. R540. 5

中国国家版本馆 CIP 数据核字第 2026CV0679 号

人卫智网	www.ipmph.com	医学教育、学术、考试、健康，购书智慧智能综合服务平台
人卫官网	www.pmph.com	人卫官方资讯发布平台

心内科门诊常用中西药速查

Xinneike Menzhen Changyong Zhongxiyao Sucha

主　　编：郑文科　田　盈
出版发行：人民卫生出版社（中继线 010-59780011）
地　　址：北京市朝阳区潘家园南里 19 号
邮　　编：100021
E - mail：pmph @ pmph.com
购书热线：010-59787592　010-59787584　010-65264830
印　　刷：中煤（北京）印务有限公司
经　　销：新华书店
开　　本：710 × 1000　1/16　　印张：16
字　　数：270 千字
版　　次：2026 年 3 月第 1 版
印　　次：2026 年 3 月第 1 次印刷
标准书号：ISBN 978-7-117-39440-6
定　　价：56.00 元
打击盗版举报电话：010-59787491　E-mail：WQ @ pmph.com
质量问题联系电话：010-59787234　E-mail：zhiliang @ pmph.com
数字融合服务电话：4001118166　E-mail：zengzhi @ pmph.com

前 言

心血管疾病以其高发病率、高致残率和高死亡率的特点，已成为全球范围内的重大公共卫生问题。心内科作为一门重要的临床学科，承担着心血管疾病预防、诊断和治疗的重要任务。因此，对于心内科医生而言，掌握并熟练应用各类治疗心血管疾病的药物显得尤为重要。

本书旨在为广大心内科医生、医学生及相关医疗工作者提供一本便捷、实用的药物速查手册，通过系统整理心内科门诊常见疾病及心血管疾病主要危险因素，如冠心病、心力衰竭、心律失常、高血压、糖尿病、高脂血症等的治疗药物，采用表格形式，从药物组成、作用机制、适应证、禁忌证、不良反应、联合用药等多个方面进行系统介绍和比较，力求条理清晰，语言简洁、内容实用，使读者能够迅速掌握各类药物的特点和使用方法。

本书的一大特色在于同时涵盖了西药和中成药的内容。西药作为现代医学的重要组成部分，以其确切的疗效和明确的机制在心血管疾病的治疗中发挥着重要作用；中成药作为中国传统医学的瑰宝，以其独特的组方和疗效在心血管疾病的防治中也有着广泛的应用。通过本书的介绍，读者可以了解西药和中成药在心血管疾病治疗中的不同策略和优势，从而更加科学、合理地选择和使用药物。

此外，本书还突出了不同种类药物在疾病治疗中的临床定位，在同类品种中明确其特点，使得各药特点鲜明，易于掌握。读者可根据各类药物的特点合理选用，以提高临床治疗效果，减少不良反应。同时，本书还参考了最新的医学指南和研究成果，确保内容的准确性和时效性。

在编写过程中，我们得到了众多心内科专家和学者的支持和指导，他们丰富的临床经验和深厚的学术造诣为本书的编写提供了有力的保障。我们衷心感谢他们的辛勤付出和无私奉献。同时，我们也期待读者在使用过程中提出宝贵的意见和建议，以便我们不断完善和更新本书的内容。

注：为便于读者了解药物与国家政策的联系，本手册参阅《中华人民共和国药典》（2025 年版）、《国家基本医疗保险、工伤保险和生育保险药品目录》（2024 年版）及《国家基本药物目录》（2018 年版）基层医疗卫生机构配备使用部分，并在相关药物名称后做了标识，[典]表示该药物被《中华人民共和国药典》收载，[保]表示该药物被《国家基本医疗保险、工伤保险和生育保险药品目录》收载；[基]表示该药物被《国家基本药物目录》收载。

编　者

2025 年 12 月

目　录

第一章

高血压常用西药

第一节　高血压概述

高血压是一种以动脉血压持续升高为特征的进行性心血管综合征，常伴有其他危险因素、靶器官损害或临床疾患，需要进行综合干预。

1. 定义

在未使用降压药物的情况下，有以下情况应诊断为高血压：非同日 3 次测量诊室血压，收缩压（SBP）均 ≥ 140mmHg（1mmHg=0.133kPa）和 / 或舒张压（DBP）均 ≥ 90mmHg；或连续 5~7 日家庭自测血压，SBP ≥ 135mmHg 和 / 或 DBP ≥ 85mmHg；或 24h 动态血压平均值 SBP ≥ 130mmHg 和 / 或 DBP ≥ 80mmHg；或白天（或清醒状态）血压平均值 SBP ≥ 135mmHg 和 / 或 DBP ≥ 85mmHg；或夜间（或睡眠状态）血压平均值 SBP ≥ 120mmHg 和 / 或 DBP ≥ 70mmHg。患者既往有高血压史，目前正在使用降压药物，血压虽低于 140/90mmHg，仍应诊断为高血压。

2. 分类与分层

按血压水平分类、按心血管风险水平分层，分别见表 1-1-1 和表 1-1-2。

表 1-1-1　基于诊室血压的分类和高血压分级

分类	收缩压 /mmHg	关系	舒张压 /mmHg
正常血压	<120	和	<80
正常高值	120~139	和 / 或	80~89

续表

分类	收缩压 /mmHg	关系	舒张压 /mmHg
高血压	≥140	和 / 或	≥90
1 级高血压（轻度）	140~159	和 / 或	90~99
2 级高血压（中度）	160~179	和 / 或	100~109
3 级高血压（重度）	≥180	和 / 或	≥110
单纯收缩期高血压	≥140	和	<90
单纯舒张期高血压	<140	和	≥90

注：当收缩压和舒张压分属于不同级别时，以较高的分级为准。

表 1-1-2　心血管风险水平分层

心血管危险因素和疾病史	血压水平 /mmHg			
	SBP 130~139 和 / 或 DBP 85~89	1 级高血压	2 级高血压	3 级高血压
无	低危	低危	中危	高危
1~2 个其他危险因素	低危	中危	中 / 高危	很高危
≥3 个其他危险因素，靶器官损害，CKD 3 期，或无并发症的糖尿病	中 / 高危	高危	高危	很高危
临床并发症，或 CKD ≥4 期，有并发症的糖尿病	高 / 很高危	很高危	很高危	很高危

注：CKD 为慢性肾脏病。

3. 诊断性评估

目的是做出高血压病因的鉴别诊断和评估患者的心脑血管疾病风险程度，指导诊断与治疗。包括以下三方面内容。

（1）确立高血压诊断，确定血压水平分级。

（2）判断高血压的原因，区分原发性或继发性高血压。

（3）寻找其他心脑血管危险因素、靶器官损害及相关临床情况，从而做出高血压病因的鉴别诊断和综合评估患者的心脑血管疾病风险程度，指导诊断与治疗。

血压测量：是评估血压水平、诊断高血压及观察降压疗效的主要手段。在临床和人群防治工作中，主要采用诊室血压测量和诊室外血压测量，后者包括动态血压监测（ABPM）和家庭血压监测（HBPM），可提供在医疗环境外的大量血压数据，其与靶器官损害的关系比诊室血压更为显著，预测心血管风险的能力优于诊室血压。不论是诊室血压还是诊室外血压，均建议使用通过国际标准方案认证的上臂式电子血压计进行测量。

实验室检查

基本项目：血生化（钾、钠、空腹血糖、血脂、尿酸和肌酐），血常规，尿液分析（尿蛋白、糖和尿沉渣镜检），心电图等。

推荐项目：超声心动图，颈动脉超声，口服葡萄糖耐量试验，糖化血红蛋白，血高敏 C 反应蛋白，尿白蛋白 / 肌酐比值，尿蛋白定量，眼底、胸部 X 线片，脉搏波传导速度（PWV）及踝臂血压指数（ABI）等。

选择项目：同型半胱氨酸。对怀疑继发性高血压患者，根据需要可以选择检查血浆肾素活性或肾素浓度、血和尿醛固酮、血和尿皮质醇、血游离甲氧基肾上腺素及甲氧基去甲肾上腺素、血或尿儿茶酚胺、24h 尿蛋白定量、24h 尿电解质、尿钠和肌酐、肾动脉超声和造影、肾和肾上腺超声、CT 或 MRI、肾上腺静脉采血及睡眠呼吸监测等。对有合并症的高血压患者，可进行相应的心功能、肾功能和认知功能等检查。

4. 评估靶器官损害

（1）心脏：左心室肥厚（LVH）是心血管事件的独立危险因素，常用的检查方法包括心电图、超声心动图。心电图检查可以筛查 LVH、心肌缺血、心脏传导阻滞或心律失常等；超声心动图在诊断 LVH 方面优于心电图。左心室质量指数（LVMI）可用于检查和诊断 LVH，是心血管事件的强预测因子。必要时可采用其他诊断方法，如胸部 X 线、运动试验、心脏同位素显像、心脏磁共振成像（MRI）和磁共振血管造影（MRA）、计算机断层扫描冠状动脉造影（CTA）、冠状动脉造影等。

（2）血管：颈动脉内膜中层厚度（IMT）和粥样斑块可独立于血压水平而预测心血管事件。脉搏波传导速度增快是心血管事件的独立预测因素。踝臂血压指数能有效筛查外周动脉疾病，评估心血管风险。

（3）肾：肾损害主要表现为血清肌酐升高、估算的肾小球滤过率（eGFR）降低或尿白蛋白排泄量（UAE）增加。高血压患者应定期检查尿白蛋白排泄量，监测 24h 尿白蛋白排泄量或尿白蛋白 / 肌酐比值。

(4) 眼底：常规眼底镜检查的高血压眼底改变，按 Keith-Wagener 和 Backer 四级分类法，3 级或 4 级高血压眼底改变对判断预后有价值。

(5) 脑：高血压不仅会导致缺血性脑卒中、颅内出血、短暂性脑缺血发作等急性脑血管事件，而且还是慢性、无症状脑损伤的主要危险因素，最终可能导致痴呆。经颅多普勒超声对诊断脑血管痉挛、狭窄或闭塞有一定帮助。目前，认知功能的筛查评估主要采用简易精神状态量表。

5. 治疗目标

高血压治疗的目标是有效降低血压，控制高血压疾病进程，预防或延迟脑卒中、心肌梗死、心力衰竭、肾功能不全等并发症发生。降压治疗的获益主要来自血压降低本身。在改善生活方式的基础上，应根据高血压患者的总体风险水平给予降压药物，同时干预可纠正的危险因素、靶器官损害和并存的临床疾病。

6. 降压目标

高血压治疗的根本目标是降低心、脑、肾与血管并发症和死亡的总危险。

一般高血压患者应降至<140/90mmHg，能耐受者和部分高危及以上的患者可进一步降至<130/80mmHg。65~79 岁的老年人，推荐诊室血压目标<140/90mmHg；如能耐受，可进一步降至<130/80mmHg。≥80 岁的老年人应降至<150/90mmHg，如能耐受，可进一步降至<140/90mmHg。如患者 SBP<130mmHg，且耐受良好，可继续治疗而不必回调血压水平。对于高危和很高危的患者，在条件允许的情况下，应采取强化降压的治疗策略，以取得最大的心血管获益。

7. 降压药物应用的基本原则

(1) 降低风险：建议选择有证据支持可降低心血管疾病发病和死亡风险的降压药。

(2) 剂量原则：一般患者采用常规剂量；高龄老年人初始治疗时通常采用较小的有效治疗剂量，并根据需要逐渐增加剂量。

(3) 优先原则：优先使用每日 1 次给药而有持续 24h 降压作用的长效制剂，以有效控制夜间和晨峰血压，更有效地预防心脑血管病并发症的发生。对需要联合治疗的患者，为了提高治疗达标率和患者依从性，优先推荐单片复方制剂。

(4) 联合原则：对单药治疗未达标者或 2 级以上高血压患者原则上可采用联合治疗方案；对老年患者起始即可采用小剂量 2 种药物联合治疗，或用固定复方制剂。

(5) 服药时间：一般高血压患者通常应在早晨服用降压药。除非明确需要控制夜间血压升高，不应常规推荐睡前服用降压药。

(6) 个体化原则：常用降压药均可作为初始治疗，根据患者合并症、药物疗效及耐受性，同时考虑患者个人意愿及长期经济承受能力，选择适合患者个体的降压药物。

8. 常用降压药物选择

(1) 钙通道阻滞剂（CCB）、血管紧张素转化酶抑制剂（ACEI）、血管紧张素Ⅱ受体阻滞剂（ARB）、利尿剂和 β 受体阻滞剂、血管紧张素受体脑啡肽酶抑制剂（ARNI）及其低剂量固定复方制剂，均可作为降压治疗的初始用药或长期维持用药，适用于单药或联合治疗方案。

(2) 根据患者危险因素、靶器官损害及合并症情况，合理使用药物，优先选择特定类别降压药物（图 1-1-1，表 1-1-3）。

9. 特殊人群高血压处理

(1) 老年高血压：老年人降压不宜过快，65~79 岁的老年人如血压 ≥ 140/90mmHg，应开始药物治疗，目标血压 < 140/90mmHg，如能耐受可降至 < 130/80mmHg。≥ 80 岁的老年人，SBP ≥ 150mmHg 时开始药物治疗，目标血压 < 150/90mmHg。合并多种疾病或伴有老年综合征患者降压目标需个体化，衰弱患者收缩压应不低于 130mmHg。

(2) 高血压合并卒中：急性缺血性卒中患者 24h 内血压升高应谨慎处理，当收缩压 ≥ 200mmHg 或舒张压 ≥ 110mmHg，或伴有严重心功能不全、主动脉夹层、高血压脑病，应予降压治疗。急性缺血性卒中准备接受溶栓及桥接血管内取栓者，血压应控制在 < 180/100mmHg，24h 内降压幅度不应超过 15%。急性脑出血患者，SBP > 220mmHg 时，应积极使用静脉降压药物降低血压；患者 SBP > 150mmHg 时，若无急性降压治疗禁忌证，可将收缩压降至 140mmHg。病情稳定的合并卒中患者，SBP > 140mmHg 和 / 或 DBP > 90mmHg 时应启动降压治疗，降压目标为<140/90mmHg。

(3)高血压合并冠心病：推荐<140/90mmHg 作为合并冠心病的高血压患者的降压目标，如能耐受，可降至<130/80mmHg，应注意 DBP 不宜降得过低。稳定型心绞痛患者的降压药物应首选 β 受体阻滞剂或 CCB。

(4)高血压合并心力衰竭：推荐的降压目标为<130/80mmHg，高血压合并射血分数降低的慢性心力衰竭（HFrEF）首选 ARNI 或 ACEI（不能耐受者可用 ARB）、β 受体阻滞剂和螺内酯。

(5)高血压合并肾脏疾病：慢性肾脏病（CKD）患者，无白蛋白尿者降压目标为<140/90mmHg，有白蛋白尿者为<130/80mmHg。建议 18~60 岁的 CKD 合并高血压患者在 SBP>140mmHg 和 / 或 DBP>90mmHg 时启动药物降压治疗。CKD 合并高血压患者的初始降压治疗应首选 ACEI 或 ARB，可单独使用或联合使用其他降压药，但不建议联合使用 ACEI 和 ARB。

(6)高血压合并糖尿病：一般糖尿病患者的降压目标为<130/80mmHg。SBP 在 130~139mmHg 或者 DBP 在 80~89mmHg 的糖尿病患者，可进行不超过 3 个月的非药物治疗，如果血压不能达标，再采用药物治疗。老年或伴严重冠心病的糖尿病患者，可将降压目标放宽至 140/90mmHg，伴微量白蛋白尿的患者应立即使用药物，首选 ACEI 或 ARB，如需联合用药，以 ACEI 或 ARB 为基础。反复低血糖发作者慎用 β 受体阻滞剂，以免掩盖低血糖症状。

(7)难治性高血压：确定患者是否属于难治性高血压常需配合诊室外血压测量，应全面排查导致血压控制不良的原因和合并疾病。推荐采用常规剂量的肾素 - 血管紧张素 - 醛固酮系统（RAAS）阻滞剂 +CCB+ 噻嗪类利尿剂，并根据患者个体情况和耐受性调整药物剂量至最大耐受剂量。

(8)妊娠高血压：妊娠高血压可分为妊娠期高血压，子痫前期 / 子痫、妊娠合并慢性高血压，慢性高血压并发子痫前期。

对于妊娠高血压患者，推荐血压 ≥ 140/90mmHg 时启动药物治疗，应避免将血压降至低于 110/70mmHg，以避免影响胎盘血流灌注。

妊娠合并轻度高血压时，强调非药物治疗，并积极监测血压，定期复查尿常规等相关检查。

如需用药，最常用的口服药物有拉贝洛尔、甲基多巴和硝苯地平，必要时可考虑小剂量噻嗪类利尿剂。常用的静脉降压药有拉贝洛尔、乌拉地尔、尼卡地平、酚妥拉明、硝酸甘油等，妊娠期间禁用 ACEI 和 ARB，有妊娠计划的慢性高血压患者，也应停用上述药物。

10. 引起高血压的常见药物

包括非甾体抗炎药、抗组胺药物、甲状腺激素、抗抑郁药、口服避孕药、新型靶向抗肿瘤药、糖皮质激素、促红细胞生成素、免疫抑制剂、甘草类提取物、麻黄碱类。

11. 患者教育要点

(1) 生活方式干预在任何时候对任何高血压患者都是合理有效的治疗，包括减少钠盐摄入，增加钾摄入，合理膳食，控制体重(BMI<24)，彻底戒烟，不饮或限制饮酒加中等强度运动，减轻精神压力，保持心理平衡。

(2) 对原发性高血压患者需要长期随访，坚持终身管理、终身治疗，但终身治疗不等于绝对不能停药，受患者生活方式、伴发疾病、外界环境等影响，患者在一段时间血压偏低可以停药，但要持续监测血压。

(3) 应当正确认识高血压药物的疗效和不良反应，目前一线降压药物临床安全性好，规律用药控制血压带来的临床获益远大于可能存在的不良反应。

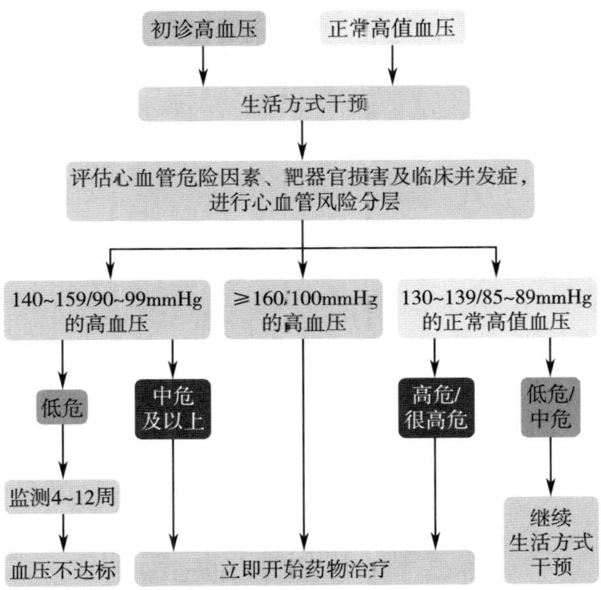

图 1-1-1　启动降压治疗时机(依据 2024 年修订版《中国高血压防治指南》)

表 1-1-3　常用降压药的临床选择（引自 2024 年修订版《中国高血压防治指南》）

分类	适应证	绝对禁忌证	相对禁忌证
二氢吡啶类 CCB	老年高血压、周围血管病、单纯收缩期高血压、稳定型心绞痛、颈动脉粥样硬化、冠状动脉粥样硬化	无	快速型心律失常、心力衰竭
非二氢吡啶类 CCB	心绞痛、颈动脉粥样硬化、室上性快速心律失常	二度至三度房室传导阻滞、心力衰竭	–
血管紧张素转化酶抑制剂（ACEI）	心力衰竭、冠心病、左心室肥厚、左心室功能不全、心房颤动（简称房颤）预防、颈动脉粥样硬化、非糖尿病肾病、糖尿病肾病、蛋白尿 / 微量蛋白尿、代谢综合征	妊娠、高血钾、双侧肾动脉重度狭窄	–
血管紧张素Ⅱ受体阻滞剂（ARB）	糖尿病肾病、蛋白尿 / 微量蛋白尿、冠心病、心力衰竭、左心室肥厚、房颤预防、ACEI 引起的咳嗽、代谢综合征	妊娠、高血钾、双侧肾动脉重度狭窄	–
血管紧张素受体脑啡肽酶抑制剂（ARNI）	心力衰竭、心肌梗死后、左心室肥厚、慢性肾脏病、老年高血压	妊娠、高血钾、双侧肾动脉重度狭窄、重度肾功能损害	中度肝功能损害
噻嗪类利尿剂	心力衰竭、老年高血压、高龄老年高血压、单纯收缩期高血压	痛风	妊娠
袢利尿剂	肾功能不全、心力衰竭	–	–
盐皮质激素受体拮抗剂	心力衰竭、心肌梗死后	肾功能衰竭、高钾血症	–
β 受体阻滞剂	心绞痛、心肌梗死后、快速型心律失常、慢性心力衰竭	二度至三度房室传导阻滞、哮喘	慢性阻塞性肺疾病、周围血管病、糖耐量减低、运动员
α 受体阻滞剂	前列腺增生、高脂血症	直立性低血压	心力衰竭

注：CCB 为钙通道阻滞剂。

第二节　钙通道阻滞剂

钙通道阻滞剂在高血压和冠心病治疗中扮演了重要角色。钙通道阻滞剂

(CCB)是目前应用最广泛的降压药，欧洲相关指南将二氢吡啶类推荐为各类降压药中的优选药物，大型终点试验表明，长效二氢吡啶类应用于高血压患者有较高的安全性及有效性。它主要通过选择性抑制电压门控钙通道激活时的钙离子内流，从而舒张血管，降低外周阻力。

钙通道阻滞剂可结合于窦房结(SAN)、房室结(AVN)、心肌细胞、血管平滑肌细胞，分别产生抑制作用。不同种类的钙通道阻滞剂对不同组织的选择性不同，因而有各自作用特点。

依据作用于钙通道位点活性不同，CCB 可分为二氢吡啶类(DHPs)与非二氢吡啶类(NDHPs)。二氢吡啶类有更高的血管选择性，对窦房结和房室结的抑制可以忽略，主要用于治疗高血压、冠心病、周围血管病；非二氢吡啶类对窦房结和房室结具有抑制作用，可以降低心率，故用于治疗某些室上性心律失常，治疗领域类似 β 受体阻滞剂(表 1-2-1)。

1. 钙通道阻滞作用

(1) 二氢吡啶类 CCB：对不同组织钙通道的抑制强度存在差异，血管>心肌>SAN、AVN，由于反射性交感神经兴奋的代偿作用，其对 SAN、AVN 的抑制作用通常不明显。

(2) 非二氢吡啶类 CCB：对不同组织钙通道的抑制作用强度依次为 SAN、AVN>心肌 = 血管，对心肌的抑制作用会加重心力衰竭。负性肌力作用，维拉帕米(V)≥地尔硫䓬(D)≥硝苯地平(N)(表 1-2-2)。

2. 其他作用

(1) 抗动脉粥样硬化：研究表明，多种 CCB 均具有内皮保护作用，能够促进 NO 合成，抗动脉粥样硬化，但上述血管保护是否能改善临床结局，目前尚不明确。

(2) 抑制左心室肥厚：CCB 通过降低心肌收缩力，可减轻梗阻性肥厚型心肌病患者流出道梗阻。现有临床证据表明，维拉帕米的疗效最为明确，可作为首选药物。

(3) 心肌梗死后保护：维拉帕米和地尔硫䓬对不伴有左心衰竭的心肌梗死后患者有一定的心脏保护作用。其中，维拉帕米的循证证据更为充分，而二氢吡啶类 CCB 无明确获益证据。

二氢吡啶类 CCB 与非二氢吡啶类 CCB 常用药物见表 1-2-3 和表 1-2-4。

表 1-2-1　二氢吡啶类与非二氢吡啶类 CCB 的适应证、禁忌证、不良反应和注意事项

类别	药物举例	特点	适应证	禁忌证	不良反应	注意事项
二氢吡啶类	硝苯地平 氨氯地平 非洛地平 拉西地平 尼群地平 尼卡地平 尼莫地平 贝尼地平 乐卡地平 西尼地平	对血管选择性高，抑制强度：血管＞心肌＞SAN、AVN，对结的抑制作用因反射性交感神经兴奋而不明显	老年高血压；妊娠高血压（存疑，妊娠危险 C 级）；单纯收缩期高血压；周围血管病；稳定型心绞痛；颈动脉、冠状动脉粥样硬化	相对禁忌证：严重主动脉瓣狭窄，快速型心律失常，未联用 β 受体阻滞剂时的不稳定型心绞痛，心力衰竭	①反射性激活交感神经系统引起头痛、头晕、颜面潮红、心动过速。②胫前踝部水肿。③直立性低血压。④疲劳、失眠、恶心、便秘、腹痛等	①初始剂量从最低剂量开始，依需隔 2~4 周加量一次。②肝功能不全者均需减量，肾功能不全者，亦需调整尼卡地平、硝苯地平剂量。③与 β 受体阻滞剂合用，可加强降压作用，但有可能过度抑制心肌。④可增加地高辛血药浓度，与西咪替丁、西柚汁合用时血药浓度升高。慎与利福平、苯妥英钠、苯巴比妥、环孢素合用
非二氢吡啶类	维拉帕米 地尔硫䓬	主要抑制 SAN、AVN，抑制强度：SAN、AVN＞心肌＝血管	稳定型心绞痛、不稳定型心绞痛；高血压；颈动脉粥样硬化；室上性快速型心律失常；肥厚型心肌病	二至三度房室传导阻滞、病态窦房结综合征、预激综合征（慎用）、洋地黄中毒、充血性心力衰竭、急性心肌梗死伴心力衰竭	①心动过缓、房室传导阻滞。②同二氢吡啶类②③④	①肝、肾功能不全者均需调整剂量。②偶可见牙龈增生。③同二氢吡啶类③、④

表 1-2-2　药物作用位点与药效、临床作用应用、副作用与禁忌证的对应关系

药物特点	位点	药效	对应临床作用与应用	对应副作用与禁忌证
由窦房结位点至血管平滑肌细胞，二氢吡啶类抑制作用依次增强，非二氢吡啶类抑制依次减弱	窦房结	抑制兴奋	减慢心率——控制室上性心律失常。 减慢心率、降低心肌耗氧——用于治疗心绞痛	副作用：心动过缓。 禁忌证：窦性心动过缓、病态窦房结综合征、过度β受体阻滞剂治疗、洋地黄中毒
	房室结	抑制传导	减慢心率——控制室上性心律失常。 减慢心率、降低心肌耗氧——用于治疗心绞痛	副作用：心动过缓、房室传导阻滞。 禁忌证：房室传导阻滞、预激综合征、过度β受体阻滞剂治疗、洋地黄中毒
	心肌细胞	抑制收缩	负性肌力作用，降低心肌耗氧——用于治疗稳定型心绞痛。 减弱心肌收缩，减轻流出道梗阻——用于治疗梗阻性肥厚型心肌病	副作用：过度抑制心肌收缩，加重心力衰竭。 相对禁忌证：左心室收缩性心力衰竭。心力衰竭患者应当选用血管选择性高的CCB制剂，如非洛地平
	血管平滑肌细胞	扩张小动脉	扩张冠脉，改善心肌供血——用于治疗稳定型心绞痛、变异型心绞痛。 扩张小动脉，降低血压、降低心脏后负荷——用于治疗稳定型心绞痛、高血压。 扩张周围血管——用于治疗周围血管病	副作用：过度扩张血管引起低血压、头痛、胫前水肿，反射性兴奋交感神经系统可引起心动过速；短效制剂用于不稳定型心绞痛时可能诱发不良事件。 相对禁忌证：严重主动脉瓣狭窄、梗阻性心肌病、快速型心律失常、未联用β受体阻滞剂时的不稳定型心绞痛

表 1-2-3 二氢吡啶类常用药物一览表

通用名	常用商品名	规格	服法	最大量	药物特点
硝苯地平片[典][保][基]	心痛定	10mg/粒	心绞痛：10~30mg，po，tid。 高血压：10mg，po，tid。 急性发作：10mg，舌下含服	30mg/次 120mg/d	①短效降压，5~15min 起效，用于急性发作。②变异型心绞痛首选。③急性冠脉综合征患者不推荐使用
硝苯地平控释片[保]	拜新同、欣然、金伲福达、意舒宁	30mg/粒	30~60mg，po，qd；晨服，不可掰开	60mg/d	①抗动脉粥样硬化，改善内皮功能。②高血压伴脑动脉粥样硬化者首选。③药物含有不降解成分，胃肠道严重狭窄者慎用
硝苯地平缓释片[保][基]	得高宁、宜欣	10mg/粒	10~20mg，po，qd/bid	40mg/次 120mg/d	
	高苏、纳欣同、伲福达	20mg/粒	20mg，po，bid		
苯磺酸氨氯地平[典][保][基]	络活喜、安内真、兰迪、平能、压氏达、丽珠优可	5mg/粒	5~10mg，po，qd；低体重、肝功能不全者起始剂量为 2.5mg	10mg/d	①有较其他 CCB 更优越的心血管保护作用。②药物作用出现迟，降压平稳，维持时间长，最大降压效应为用药后 4 周。③血管选择性高，适于伴心力衰竭者。④具有抗动脉粥样硬化作用。⑤可用于治疗慢性稳定型及变异型心绞痛
马来酸氨氯地平[保][基]	伏络清、奥万路、汉罗喜、宁立平、可苹、麦利平	5mg/粒	高血压：5~10mg，po，qd；低体重、肝功能不全者初始剂量为 2.5mg。 心绞痛：初始剂量 5~10mg，po，qd	10mg/d	
马来酸左氨氯地平[保][基]	玄宁	2.5mg/粒	2.5~5mg，po，qd；虚弱者、老年人及肝功能不全者初始剂量为 1.25mg，po，qd	5mg/d	
苯磺酸左氨氯地平[典][保][基]	施慧达	2.5mg/粒	2.5~5mg，po，qd	5mg/d	

续表

通用名	常用商品名	规格	服法	最大量	药物特点
非洛地平（缓释片）[典][保][基]	波依定、康宝得维、联环笑定	2.5/粒；5mg/粒	5~10mg，po，qd，晨空腹服，不可掰、压、嚼碎	20mg/d	①较强血管选择性（100：1），适用于伴心力衰竭者。②能降低肾血管阻力，适用于伴肾病者
拉西地平[典][保]	司乐平、乐息平	4mg/粒	成人：4~8mg，po，qd。 老年人：2~6mg，po，qd； 晨服	8mg/d	①作用时间长，每日给药一次。②扩展外周动脉作用较硝苯地平、氨氯地平、尼群地平强。③亲脂，有血管保护作用，抗动脉粥样硬化
尼群地平[典][保][基]	山岳、舒麦特	10mg/粒	10~20mg，po，qd/bid	40mg/d	对冠状动脉及外周血管均有较强扩张作用，作用温和持久
尼卡地平（缓释胶囊）[典][保]	佩尔	40mg/粒	40mg，po，bid	80mg/d	可用于脑动脉硬化症、脑梗死/出血后遗症改善（颅内出血未完全止血、脑卒中急性期颅内压增高者禁用）
尼莫地平[典][保][基]	尼达尔、亚宝、圣瑞恩	20mg/粒	轻中度高血压：40mg，po，tid，最大240mg/d。 缺血性脑血管病：口服每日30~120mg，分三次服用	240mg/d	①具有神经血管双重保护作用。②主要用于改善脑供血（防治缺血性卒中），保护神经元。③降压作用较轻，大剂量（240mg/d）引起显著血压下降。④非常规降压药，主要用于合并脑血管病患者的降压治疗

续表

通用名	常用商品名	规格	服法	最大量	药物特点
盐酸贝尼地平［保］	可力洛、元治	4mg/粒；8mg/粒	高血压：2~8mg，po，qd，早饭后服。心绞痛：4mg，po，bid，饭后服	8mg/d	①具有缓慢平稳而持久的降压作用，长期给药未见耐药性。扩张冠状动脉和外周血管，能降低血压和增加冠状动脉流量，作用比硝苯地平强。②显著改善劳力性心绞痛患者运动负荷引起的缺血性变化(心电图ST降低)。③对伴有高血压的慢性肾功能不全患者，可显著增加肌酐清除率及尿素氮清除率，维持肾功能。④抑制血管重塑，对血管内皮具有保护作用
盐酸乐卡地平［保］	再宁平、信达平	10mg/粒	10mg，po，qd，饭前15min服	20mg/d	①用于治疗轻、中度原发性高血压。②较强的血管选择性，直接舒张血管平滑肌，降压作用强，负性肌力作用少。③起效平缓，作用时间长，对心率和心输出量的影响较小

续表

通用名	常用商品名	规格	服法	最大量	药物特点
西尼地平[典][保]	久悦、西乐	5mg/粒	5~10mg,po,qd,早饭后服用	10mg/d	①起效慢、降压作用持久。②对交感神经系统具有抑制作用。③改善肾功能和降低蛋白尿排泄率。④抗氧化、抑制血管平滑肌细胞增殖、改善左心室舒张收缩功能、改善左心室肥厚、增强胰岛素敏感性。⑤改善血管内皮舒张功能,调节冠状动脉和脑血流量,改善动脉僵硬度,降低心肌梗死面积和再灌注心律失常的发生风险,控制心绞痛发作
	致欣	5mg/粒;10mg/粒			

表 1-2-4　非二氢吡啶类常用药物一览表

通用名	常用商品名	规格	服法	最大量	药物特点
维拉帕米[典][保][基]	异博定	40mg/粒	高血压：40~80mg，po，tid。抗心绞痛、心律失常：起始剂量 120mg/d，按需增量	240mg/次，480mg/d	①批准适应证最广的 CCB，可用于治疗心绞痛、心律失常、原发性高血压、肥厚型心肌病。②可缓解血管痉挛，用于急性冠脉综合征。③肝首过效应强，可提高多种他汀类药物及酮康唑的血药浓度。④易引起便秘
维拉帕米缓释剂[典][保]	缓释异搏定	240mg/粒	高血压与肥厚型心肌病：120~240mg，po，qd，按需要增量，餐中或餐后服，整颗吞下，不可嚼服		
	盖衡	120mg/粒			
地尔硫䓬[典][保][基]	合心爽、恬尔心	30mg/粒	30mg，po，tid/qid；餐前或睡前服	360mg/d	①服用 270mg/d 才有明显降压作用，高血压急症处理、心律失常多静脉用药。②抗心律失常效应与维拉帕米相似，但作用较弱，副作用较轻。③可缓解血管痉挛，用于治疗急性冠脉综合征。④与长效硝酸酯联用可引起严重低血压
地尔硫䓬缓释剂[典][保]	合贝爽	90mg/粒	90mg，po，qd/bid；整粒吞服		
	艾克朗、恬尔新	90mg/粒；120mg/粒；180mg/粒；240mg/粒	90~120mg，po，qd/bid；或 180~240mg，po，qd		

第三节　β 受体阻滞剂

β 受体阻滞剂是治疗除变异型心绞痛外各阶段缺血性心脏病的基础药，是劳力性心绞痛、混合性心绞痛、不稳定型心绞痛的标准治疗药物，也是高血压、严重心律失常和心肌病的基础治疗药物，可以降低心肌梗死急性期及梗死后患者的病死率，降低心力衰竭的病死率。β 受体阻滞剂在中青年高血压患者中降压效果更显著，不适合用于脉压明显增大的单纯收缩期高血压。

β 受体依据经典分类可分为心肌中的 β_1 受体和在支气管、血管平滑肌中的 β_2 受体。心脏 β 受体阻断可抑制窦房结、房室结和心肌收缩力，分别表现为负性变时、负性变传导、负性变力作用。冠状动脉 β 受体阻断则可导致冠状动脉收缩、阻力增加，因此禁用于冠状动脉痉挛导致的变异型心绞痛。

β 受体阻滞剂因如下因素而各有特点。

(1) 是否为选择性 β_1 受体阻滞剂：非选择性 β 受体阻滞剂与选择性 β_1 受体阻滞剂有相同的抗心绞痛、抗高血压的作用，但后者在肺部和外周（代谢、循环等）作用较弱，更适用于合并肺部疾患、糖尿病、血脂异常的患者。

(2) 是否有内在拟交感活性（ISA）：ISA 指某些 β 受体阻滞剂与 β 受体结合后除能阻断受体外，还对受体具有部分激动作用。有 ISA 的药物降压作用相对较弱，但可减少心动过缓、房室传导阻滞的发生风险。

(3) 膜稳定作用（MSA）：某些 β 受体阻滞剂在超过治疗水平浓度时能产生局部麻醉作用和奎尼丁样作用，称为膜稳定作用，目前尚无证据证明其与药物临床作用有关。

(4) 脂溶性与水溶性：脂溶性药物多在肝代谢，半衰期短，首过效应明显，容易通过血脑屏障而产生中枢神经系统的副作用；水溶性药物多通过肾代谢，半衰期长。

(5) 第三代 β 受体阻滞剂：如卡维地洛，兼有抗氧化与 α 肾上腺素能阻断介导的血管扩张作用，对于伴有周围血管病的患者可优先选择（表 1-3-1，表 1-3-2）。

β 受体阻滞剂常用药物见表 1-3-3。

表 1-3-1 β 受体阻滞剂的临床作用与应用、副作用、禁忌证及注意事项的对应关系

<table>
<tr><th>受体部位</th><th colspan="2">效用与对应临床作用与应用</th><th>对应副作用</th><th>对应禁忌证及注意事项</th></tr>
<tr><td>窦房结、房室结、传导系统</td><td>抑制兴奋性、传导性，减慢心率，降低心肌耗氧，治疗心绞痛；控制心率，治疗心律失常</td><td rowspan="2">降低心输出量，控制血压</td><td>心动过缓、房室传导阻滞</td><td>禁用于严重心动过缓，高度房室传导阻滞（除非已安置起搏器）患者，与维拉帕米、地尔硫䓬、地高辛、胺碘酮合用时须注意用量</td></tr>
<tr><td>心肌</td><td>抑制心肌收缩、负性肌力，降低心肌耗氧，治疗心绞痛、心肌病</td><td>直立性低血压、加重心力衰竭，增加心源性休克风险</td><td>禁用于明显的未经治疗的左心衰竭，心力衰竭伴液体潴留者</td></tr>
<tr><td>血管平滑肌</td><td colspan="2">促进冠状动脉及周围血管平滑肌收缩</td><td>肢端发冷、静息疼痛、加重跛行</td><td>禁用于变异型心绞痛、雷诺现象、活动性外周血管病患者，可选用有扩张血管作用的药物，如卡维地洛</td></tr>
<tr><td>支气管平滑肌</td><td colspan="2">促进支气管平滑肌收缩</td><td>加重哮喘、气道痉挛</td><td>严禁用于重症哮喘、支气管痉挛或慢性气道疾病者，合并轻度哮喘时可选用选择性 β_1 受体阻滞剂</td></tr>
<tr><td>胰腺、肝脏、脂肪细胞</td><td colspan="2">促进糖原分解，降低胰岛素敏感性，抑制甘油三酯分解</td><td>高血糖、低血糖、升高血脂，降低高密度脂蛋白胆固醇</td><td>慎用于糖尿病、糖耐量减低、代谢综合征、血脂异常患者，合用利尿剂时更需注意</td></tr>
<tr><td>中枢</td><td colspan="2">降低交感神经系统兴奋性</td><td>多梦、幻觉、失眠、抑郁；掩盖低血糖症状</td><td>慎用于抑郁症、糖尿病患者</td></tr>
<tr><td>生殖系统</td><td colspan="2">抑制兴奋</td><td>阳痿，勃起功能障碍（发生率 11%）</td><td>慎用于勃起功能障碍者，合用利尿剂时发生率更高，需注意</td></tr>
</table>

表 1-3-2 β 受体阻滞剂的适应证、禁忌证与不良反应、注意事项

药物举例	特点	适应证	禁忌证与不良反应	注意事项
美托洛尔 普萘洛尔 比索洛尔 卡维地洛 阿替洛尔 阿罗洛尔 拉贝洛尔 索他洛尔	除表 1-3-1 列出的 β 受体阻断作用外，还有抑制肾素释放的神经体液调节作用，可改善稳定性心力衰竭患者的预后	高血压；心绞痛；心肌梗死后；快速型心律失常；稳定性充血性心力衰竭。 其他心脏病的适应证：梗阻性肥厚型心肌病、二尖瓣脱垂、夹层动脉瘤、血管性晕厥、法洛四联症、先天性 Q-T 间期延长、主动脉根部受累的马方综合征等。 非心脏系统的适应证：甲状腺功能亢进、焦虑、青光眼、偏头痛	与 β 受体阻断相关的禁忌证与不良反应见表 1-3-1。 其他方面的不良反应包括恶心、呕吐、腹胀、便秘、史蒂文斯 - 约翰逊综合征等	①以下情况首选 β 受体阻滞剂：快速型心律失常、冠心病、心力衰竭合并高血压者；交感神经活性增强者，如社会心理应激、焦虑、围手术期高血压、高循环动力(如甲状腺功能亢进)；不耐受 ACEI/ARB 的年轻高血压患者。②不作为>55 岁高血压患者一线用药。③非选择性 β 受体阻滞剂不用于变异型心绞痛。④用药个体化，以清晨静息心率 55~60 次 /min 为最大耐受量。⑤突然停药易引起反跳现象，应当 2~4d 减量一次，2 周内减完。⑥与噻嗪类利尿剂合用，可能增加发生糖尿病、血脂异常、性功能障碍的危险，应避免联用

表 1-3-3 β 受体阻滞剂常用药物一览表

通用名	常用商品名	规格	服法	最大量	药物特点
酒石酸美托洛尔［典］［保］［基］	倍他乐克	25mg/ 片； 50mg/ 片； 100mg/ 片	高血压：25~100mg，qd/bid。 心绞痛：25~50mg，bid。 心力衰竭：12.5~25mg，qd 起始，靶剂量 200mg，qd	200mg/d	①高选择性 β_1 受体阻滞剂，无 ISA 及 MSA。②服药后收缩压较快下降，舒张压需要数周时间达到最大下降幅度。③给药剂量需个体化。④组织穿透力强，半衰期短，较易进入中枢神经系统，导致中枢不良反应
琥珀酸美托洛尔(缓释剂)［保］	倍他乐克	23.75mg/ 片； 47.5mg/ 片； 95mg/ 片； 190mg/ 片	高血压：47.5~95mg，qd。 心绞痛：95~190mg，qd。 心力衰竭：心功能Ⅱ级 23.75mg，qd 起始，心功能Ⅲ/Ⅳ级 11.875mg，qd 起始，每 2 周加倍，靶剂量 190mg，qd。 可掰开，不可嚼碎	190mg/d	

续表

通用名	常用商品名	规格	服法	最大量	药物特点
富马酸比索洛尔［典］［保］［基］	康忻、博苏、洛雅	2.5mg/片；5mg/片	高血压：一般5mg，qd。 心绞痛：2.5mg，qd。 心力衰竭：1.25mg，qd起始，靶剂量10mg，qd	10mg/d	①长效，高选择性β_1受体阻滞剂，无ISA、MSA，无明显负性肌力作用。②不影响糖脂代谢。③肝、肾双通道清除。④首过效应低、半衰期长，口服吸收率高，中度透过血脑屏障，减少了中枢神经系统不良反应
普萘洛尔［典］［保］［基］	心得安	10mg/片	高血压：10mg，tid/qid起始，依病情调整，最大200mg/d。 心绞痛：5~10mg，tid/qid起始，依病情调整，最大200mg/d。 心律失常：10~30mg/d，日服3~4次，餐前及睡前服用。 心肌梗死：30~240mg/d，日服2~3次	240mg/d	①脂溶性，半衰期短，非择性β受体阻滞剂，无ISA、中等强度MSA。②还适用于与交感神经兴奋性增高有关的症状控制及原发性震颤、偏头痛预防。③肝首过效应明显，中枢不良反应多。④影响糖脂代谢和肺功能
卡维地洛［典］［保］	达利全、金络	6.25mg/片；12.5mg/片；25mg/片	高血压：6.25mg，bid起始，1~2周渐加至12.5~25mg，bid。 心力衰竭：3.125mg，bid起始，每2周剂量加倍一次，靶剂量25mg，bid	50mg/d	①可阻断α_1受体、β_1受体、β_2受体，α_1受体与β受体的阻断强度比为1∶10；可舒张周围血管。②有较强的ISA，无MSA。③对心率影响小，可逆转心室重构。④未被批准用于心绞痛
	凯络	10mg/片	高血压：10mg/d起始，依据病情1~2周渐加量至40mg/d，分1~2次服用。 心力衰竭：2.5mg，bid起始，每2周剂量加倍一次，靶剂量20mg，bid		

续表

通用名	常用商品名	规格	服法	最大量	药物特点
阿替洛尔［典］［保］［基］	氨酰心安	25mg/ 片	高血压心绞痛：50mg，qd 起始，按需 1~2 周渐加至 100mg/d。 心绞痛：12.5~25mg，qd/bid 起始，依病情调整，最大剂量为 100mg/d。 心力衰竭：6.25~12.5mg，bid 起始，按需渐加至 50~200mg/d	200mg/d	①中效水溶性选择性 β_1 受体阻滞剂，无 ISA、MSA。②肾功能不全者减量（现应用较少）。③与地高辛合用可增加其血药浓度。④组织穿透力较弱，很少通过血脑屏障
盐酸阿罗洛尔［保］	阿尔马尔	5mg/ 片；10mg/ 片	高血压：10mg，po，bid。 原发性震颤：10mg，po，bid	30mg/d	①可阻断 α 受体及 β 受体，其作用比约为 1∶8，可舒张周围血管。②抑制高血压所致的心、肾等血管病变
盐酸拉贝洛尔［保］	迪赛诺	50mg/ 片，100mg/ 片	100mg，po，bid/tid	2 400mg/d	①可阻断 α_1 受体及非选择性 β 受体，其作用比约为 1∶3，可舒张周围血管。②大剂量时具有 MSA，内源性 ISA 甚微。③降压强度与剂量有关，不伴反射性心动过速和心动过缓，立位血压下降较卧位明显
盐酸索他洛尔［典］［保］［基］	喜安林、金绿欣、伟特	80mg/ 片	高血压：80~160mg，po，bid。 室性心动过速（简称室速）：160~480mg，po，qd	480mg/d	①非心脏选择性，无内源性 ISA，可阻滞 β_1、β_2 受体。②轻度正性肌力作用
	济迪	40mg/ 片			

第四节　血管紧张素转化酶抑制剂及血管紧张素Ⅱ受体阻滞剂

血管紧张素转化酶抑制剂（ACEI）现已成为许多高血压患者的首选药物。ACEI类药物副作用轻微，使用简单，剂量-效应曲线平坦，除双侧肾动脉狭窄和妊娠外无实际禁忌证。此类药物对于高血压患者具有良好的靶器官保护和预防心血管终点事件的作用，是适应证最为广泛的降压药。血管紧张素Ⅱ受体阻滞剂（ARB）耐受性良好，部分以事件为终点的研究结果表明，其与ACEI有同等疗效。

肾素-血管紧张素-醛固酮系统（RAAS）在心血管病理学中具有重要作用，血管紧张素Ⅱ和醛固酮的过度激活可导致调节失衡，诱发其潜在的致病效应（表1-4-1）。血管紧张素转化酶抑制剂作用于产生血管紧张素的关键酶，而血管紧张素Ⅱ受体阻滞剂则直接作用于与心脏循环负面影响相关的AT_1受体亚型，抑制RAAS系统活性，发挥预防、治疗作用。

1. ACEI与ARB的区别

血管紧张素Ⅰ转化为血管紧张素Ⅱ有血管紧张素转化酶（ACE）途径与非ACE途径2种，其中非ACE途径包括糜酶途径，一种观点认为75%的血管紧张素Ⅱ是由糜酶途径生成的。而ACE的另一个名字为激肽酶，能促进缓激肽降解；ACEI一方面通过抑制ACE途径，减少血管紧张素的生成；另一方面还通过抑制激肽酶抑制缓激肽降解，促进舒血管物质释放，起到内皮保护作用，减少心肌损害。但缓激肽积聚可引发咳嗽和血管神经性水肿等不良反应。

血管紧张素Ⅱ受体有2种亚型，分别是AT_1和AT_2。在成人血管平滑肌和心肌细胞中，大部分生理作用通过AT_1亚型介导，病理情况下可引起负面效应；AT_2的作用尚不明确。ARB通过直接拮抗AT_1受体发挥作用，理论上应优于ACEI，但也有研究认为，ARB可能因减少缓激肽生成而减弱内皮细胞保护作用。

2. 激活RAAS系统的因素

①肾血流量减少（包括血压降低、低血容量及肾动脉狭窄）；②远曲小管Na^+重吸收减少（包括利尿剂使用或低盐饮食导致的低钠血症）；③ β_1肾上腺

素能交感活性增强(如低血压、低血容量、紧张等)。在肾动脉狭窄时,肾依赖RAAS系统高度活性维持肾小球滤过率(GFR),因此应用ACEI、ARB可能导致血压骤降、滤过率下降,甚至发生肾衰竭,故被列为禁忌证。同理,用药时配合低钠饮食可增强降压效果。

表1-4-1 血管紧张素Ⅱ的潜在致病性

器官	潜在致病性
心	①心肌肥大。②间质纤维化
冠状动脉	①血管内皮功能障碍及NO释放减少。②去甲肾上腺素释放导致冠状动脉收缩。③氧化应激增强:NADPH氧化酶介导氧自由基生成。④促进炎症反应和动脉粥样硬化斑块形成。⑤促进低密度脂蛋白摄取
肾	①肾小球内压增高。②尿蛋白增加。③肾小球增生和纤维化。④钠重吸收增加
肾上腺	醛固酮合成增加
凝血系统	①纤维蛋白原增加。②血浆纤溶酶原激活物抑制剂-1(PAI-1)水平升高(与组织纤溶酶原激活物相关)

注:NO一氧化氮;NADPH还原型烟酰胺腺嘌呤二核苷酸磷酸。

多项临床试验表明,ACEI可作为心血管保护的一级预防和二级预防用药,从而从多环节阻断危险因素进展至左心衰竭,如表1-4-2。

表1-4-2 ACEI的多重作用

环节	ACEI的多重作用
高血压、左心室肥厚 ↓	调控血压,减轻左心室肥厚,间接实现一级预防
动脉粥样硬化斑块、缺血 ↓	保护血管内皮,扩张血管,直接抑制动脉粥样硬化
血栓形成 ↓	抑制血栓形成
梗死 ↓	
心肌丧失/再梗死/猝死 ↓	预防心肌梗死后心律失常,降低猝死风险,降低再梗死风险
心肌重构 ↓	减轻室壁应力,抑制左心室重构
左心衰竭	改善心力衰竭预后,减少醛固酮分泌,利钠保钾

ACEI与ARB的适应证、禁忌证、不良反应和注意事项见表1-4-3。

ACEI类和ARB类常用药物见表1-4-4和表1-4-5。

表 1-4-3 ACEI 与 ARB 的适应证、禁忌证、不良反应及注意事项

类别	药物举例	特点	适应证	禁忌证	不良反应	注意事项
ACEI	卡托普利 依那普利 福辛普利 贝那普利 培哚普利 咪达普利 雷米普利 赖诺普利 西拉普利	与β受体阻滞剂相比，对左心室肥厚的改善作用更显著，提高患者生活质量，对性功能影响较小，降低新发糖尿病风险，降低结局事件发生率	高血压；左心功能不全；充血性心力衰竭。左心室肥厚；心肌梗死后（LVEF<50% 为强适应证）；房颤预防；颈动脉粥样硬化；非糖尿病肾病；糖尿病肾病；蛋白尿/微量蛋白尿；代谢综合征（JNC 7 还推荐冠心病高风险和脑卒中复发的预防为其强适应证）	妊娠；高钾血症；双侧肾动脉狭窄；血肌酐水平显著升高（>3mg/dl）或无尿性肾衰竭；对该药过敏者	刺激性干咳；首剂低血压；高钾血症；血管神经性水肿；肾功能恶化及蛋白尿；头痛、眩晕、中性粒细胞减少、粒细胞缺乏、皮疹及味觉障碍	①与保钾利尿剂及补钾药合用时监测血钾。②干咳一般与剂量无关，可换用 ARB 类药物。③肾小球滤过率低、左心室流出道梗阻（如梗阻性肥厚型心肌病、二尖瓣狭窄、主动脉瓣狭窄）或严重心力衰竭伴低钠血症者慎用。④治疗心力衰竭应从极小剂量开始，若可耐受，每隔 3~7d 调整剂量。起始治疗 1~2 周后应监测肾功能及血钾。⑤对无禁忌证的心力衰竭患者，应长期甚至终身使用，通常与利尿剂联用，并尽早联用β受体阻滞剂。⑥大剂量阿司匹林（>236mg/d）可能影响 ACEI 的降压效果，而小剂量（<100mg/d）联用对患者利大于弊。⑦长期应用可能导致血管紧张素转化酶Ⅱ水平升高。⑧可促进肾上腺能神经末梢释放去甲肾上腺素，增加肾上腺素能张力，同时具有拟迷走神经作用，因此在扩张血管的同时不引起心率加快
ARB	氯沙坦 缬沙坦 厄贝沙坦 替米沙坦 坎地沙坦	同 ACEI	除动脉粥样硬化、非糖尿病肾病（因临床证据不充分）外，与 ACEI 相同，还可用于 ACEI 所致咳嗽和房颤的预防	同 ACEI	同 ACEI，但咳嗽发生率较低，耐受性较好，其他可能有肝功能异常	①应从小剂量起，耐受后逐渐增至推荐量或靶剂量。开始用药或调整剂量后 1~2 周需监测血压、血钾及肾功能。②降压作用起效缓慢，平稳增强，通常 6~8 周达到最大疗效。③限制钠盐摄入或联用利尿剂可加快起效速度并增强疗效。④肝肾功能损害者慎用

表 1-4-4 ACEI 类常用药物一览表

通用名	常用商品名	规格	服法	最大量	药物特点
卡托普利［典］［保］［基］	开搏通	12.5mg/片	高血压：12.5mg，bid/tid 起始，1~2 周按需增至 50mg，bid/tid。 心力衰竭：6.25mg，tid 起始，靶剂量为 50mg，tid。 心肌梗死后：50mg，tid 维持，餐前 1h 服药	100mg/次，300mg/d	①给药剂量需个体化。②数周后达到最大疗效。③肝、肾双通道代谢
马来酸依那普利［典］［保］［基］	依苏、悦宁定、埃利亚、怡那林	5mg/片；10mg/片	高血压：5~10mg，qd 起始，靶剂量为 20mg，qd 维持，晨服。 心力衰竭：2.5mg，bid 起始，靶剂量为 10~20mg，bid	40mg/d	①药理作用与卡托普利相似，作用比其强 10 倍，且作用持久，无巯基。②肾功能不全者减量
福辛普利［保］	蒙诺	10mg/片	高血压：10mg，qd 起始，10~40mg/d 维持。 心力衰竭：10mg，qd 起始，渐增至 20~40mg/d。 心肌梗死后：5mg，qd 起始，一般 5~20mg/d	40mg/d	①肝、肾双通道代谢，尤适宜肾功能不全及老年患者。②咳嗽发生率较低。③可增加锂剂血药浓度，与非甾体抗炎药（NSAID）联用可能减弱其降压效果
贝那普利［保］	洛汀新	10mg/片	高血压：10mg，qd 起始，逐渐增至 20mg/d。 心力衰竭：2.5mg，qd 起始，逐渐增至 5~10mg，bid；或 10~20mg，qd	40mg/d	①建议降压治疗时与噻嗪类利尿剂联用。②用药初期需监测血压
咪达普利［保］	达爽	5mg/片	高血压：5~10mg，qd。 心力衰竭：2.5~5mg，qd	10mg/d	①具有心、脑、肾保护作用。②24h 长效高选择性，较少引起咳嗽

续表

通用名	常用商品名	规格	服法	最大量	药物特点
培哚普利［典］［保］	雅施达	4mg/ 片	高血压：4mg，qd。 高血压伴冠心病：8mg，qd，晨餐前服。 心力衰竭：2mg，qd 起始，维持剂量为 2~4mg，qd，靶剂量 4~8mg，qd	8mg/d	①谷峰比值高，24h 长效。②可改善内皮依赖性血管舒张功能，并逆转心室重构
雷米普利［典］［保］	瑞泰、瑞素坦	2.5mg/ 片；5mg/ 片	高血压：2.5mg，qd 起始，逐渐增至 5~10mg，qd，晨服。 急性心肌梗死或轻中度心力衰竭：1.25mg，bid 起始；酌情增至 2.5mg，bid；靶剂量 10mg，qd。 非糖尿病肾病：1.25mg，qd 起始，维持剂量为 5mg，qd	20mg/d	可用于心血管病高危患者预防，起始剂量为 2.5mg，qd，1 周后剂量加倍，10mg/d 维持，可降低总病死率或心血管事件的发生率
赖诺普利［典］［保］［基］	易集康、捷赐瑞、帝益洛、益迈欧	10mg/ 片	原发性高血压：起始剂量 5~10mg，qd，RAAS 系统高度激活的患者起始剂量为 2.5~5mg。肾功能不全患者需要更低的剂量。有效维持剂量为 20mg，qd。 使用利尿剂的患者：初始剂量为 5mg。 充血性心力衰竭：辅助治疗起始剂量为 2.5mg，qd。一般有效剂量范围是 5~20mg，qd。 急性心肌梗死：5mg 起始，po，酌情增至 10mg，qd	80mg/d	①具有强力血管紧张素转换酶抑制作用。②在体内不经肝转化即可产生药理效应，作用出现迟，但维持时间长，且平稳。③一般不与 β 受体阻滞剂及保钾药合用。④老年人及肾功能减退者减量使用。用本品前最好先停用利尿剂
	捷赐瑞	20mg/ 片			
	帝益洛、捷赐瑞	5mg/ 片			

续表

通用名	常用商品名	规格	服法	最大量	药物特点
西拉普利［保］	一平苏、抑平舒	2.5mg/片	原发性高血压：1mg起始，qd。酌情增加至2.5~5.0mg，qd。仍不能控制血压时，可加用非潴钾利尿剂。老年人以0.5mg起始，qd，以1~2.5mg维持。 肾性高血压：0.5mg或0.25mg起始，qd。根据肾功能不全患者的肌酐清除率而调整剂量。 服用利尿剂的高血压患者：0.5mg起始，qd。在用本品治疗前2~3d应停用利尿剂，如需要后期可恢复使用。 辅助治疗慢性心力衰竭：0.5mg起始，qd，酌情增加至1mg，每日1次的最大维持剂量。 肝硬化：在极少情况下肝硬化患者需服用，以0.5mg或0.25mg，qd起始	5mg/d	可与洋地黄和/或利尿剂合用，作为治疗慢性心力衰竭的辅助药物

表 1-4-5 ARB 类常用药物一览表

通用名	常用商品名	规格	服法	最大量	药物特点
氯沙坦［典］［保］	科素亚、缓宁	50mg/片，100mg/片	高血压：50mg，qd，起始并维持，部分患者可增至100mg，qd。 心力衰竭：25~50mg，qd起始，靶剂量为50~100mg，qd。 糖尿病肾病：50~100mg，qd	100mg/d	3~6周后达到最大抗高血压效用
缬沙坦［典］［保］［基］	代文、穗悦、易达乐、维尔坦、丽珠维可	80mg/片	高血压：80mg，qd起始并维持，最大可增至320mg/d。 心力衰竭：80mg，qd起始，按需增至80~160mg，bid	320mg/d	①降压时不影响心率。②可增强患者胰岛素敏感性。③对血糖、血脂和血尿酸代谢无明显影响。④能平稳长效保护肾
	缬克	40mg/片			
	代文	160mg/片			
替米沙坦［典］［保］	美卡素、欧美宁	80mg/片	高血压：40mg，qd起始，40~80mg，qd维持。 心力衰竭：20~40mg，qd起始，靶剂量80mg，qd	80mg/d	①可降低尿蛋白量，保护心、肾靶器官，尤其适用于糖耐量异常患者。②不依赖CYP450系统，通过与葡糖醛酸结合经肝代谢
	帮坦、雪盈平、洛莎宁、赛坦、洛格乐、嘉瑟宜、坦芯素、欣益尔	40mg/片			
	立文、浦美特	20mg/片			
厄贝沙坦［典］［保］	安博维、格平、伊泰青	150mg/片	高血压：75~150mg，qd起始，最大可增至300mg/d。 心力衰竭：靶剂量300mg，qd	300mg/d	①对心率影响很小。②99%经肝代谢
	科苏、安来	75mg/片			

续表

通用名	常用商品名	规格	服法	最大量	药物特点
坎地沙坦酯[典][保]	必洛斯、迪之雅、维尔亚、搏力高	8mg/片	高血压：一般维持剂量4~8mg，qd。 心力衰竭：靶剂量32mg，qd	32mg/d	①强大的靶器官保护作用。②减轻左心室肥厚，对心率无明显影响，治疗心力衰竭证据明确。③肝、肾双通道代谢
	苏纳、伲利安、悉君宁	4mg/片			
奥美沙坦酯[保]	傲坦、兰沙	20mg/片	高血压：20mg，qd起始，必要时增至40mg/d。 心力衰竭：10~20mg，qd起始，靶剂量20~40mg，qd	40mg/d	①1周内起效，2周有明显效果。②停药无血压反跳
阿利沙坦酯片[典][保]	信立坦	80mg/片；240mg/片	高血压：通常起始和维持剂量为240mg，qd	240mg/d	①食物会降低本品的吸收，建议不与食物同时服用。②可降低尿酸，对血糖、血脂无影响

第五节　血管紧张素受体脑啡肽酶抑制剂

血管紧张素受体脑啡肽酶抑制剂（angiotensin receptor neprilysin inhibitor，ARNI）通过抑制脑啡肽酶对利钠肽的降解，发挥利尿、利钠和扩张血管、抗交感神经的效应，其中血管紧张素受体阻断作用可避免脑啡肽酶被抑制后对 RAAS 的代偿激活，起到协同降压作用。沙库巴曲缬沙坦是全球首个上市的 ARNI，2017 年以射血分数降低的心力衰竭（heart failure with reduced ejection fraction，HFrEF）为适应证在中国上市。沙库巴曲缬沙坦是由脑啡肽酶（neprilysin，NEP）抑制剂沙库巴曲和 ARB（缬沙坦）按摩尔比 1∶1 组成的新型单一共晶体。沙库巴曲缬沙坦能够在抑制脑啡肽酶的同时增强利钠肽作用、抑制 RAAS 活性，发挥全面降压效应。

现有研究显示，沙库巴曲缬沙坦治疗高血压安全有效，包括坐位收缩压 / 舒张压、24h 动态血压、夜间血压、脉压、中心主动脉收缩压（central aortic systolic pressure，CASP）及血压达标率等多项相关指标均有显著改善。对于重度高血压患者、单药控制不佳的高血压患者、特殊类型高血压患者（如老年高血压患者、盐敏感性高血压患者），沙库巴曲缬沙坦也具有良好的降压作用。除了全面降压作用外，沙库巴曲缬沙坦具有确切的心、肾、血管等靶器官保护作用。

1. 用法用量

治疗高血压推荐起始剂量是 200mg，qd。起始剂量无法充分控制血压的患者可增加至 400mg，qd。空腹或与食物同用。

2. 特殊人群用药

（1）中度肾功能损害［eGFR 30~60ml/（min·1.73m^2）］的高血压患者不需调整剂量。重度肾功能损害的高血压患者［eGFR<30ml/（min·1.73m^2）］应用本品有效性及安全性尚未确定，应慎用。

（2）中度肝功能损害（Child-Pugh B 级）患者的推荐起始剂量为每次 50mg，每日 2 次。在患者能够耐受的情况下，可以每 2~4 周增加 1 次本品剂量，不推荐重度肝功能损害（Child-Pugh C 级）患者应用本品。

（3）65 岁以上患者无需进行剂量调整。

3. 不良反应

不良反应的发生率 ≥ 5%，主要包括低血压、高钾血症、咳嗽、眩晕和肾衰竭。

4. 禁忌证

（1）对本品任何组分过敏。

（2）有 ACEI 或 ARB 治疗相关的血管水肿病史。

（3）禁止与 ACEI 合用。必须在停止 ACEI 治疗 36h 后才能服用本品。

（4）糖尿病患者禁止同时使用阿利吉仑。

（5）禁用于重度肝功能损害、胆汁性肝硬化和胆汁淤积患者。

（6）禁用于中晚期妊娠患者。

5. 注意事项

（1）观察血管性水肿和低血压的体征和症状。

（2）对易感患者应监测肾功能和血钾水平。

第六节 利 尿 剂

利尿剂通过利钠排水、降低高血容量负荷发挥降压作用，主要包括噻嗪类利尿剂、袢利尿剂、醛固酮受体拮抗剂等几类。用于控制血压的利尿剂主要是噻嗪类利尿剂，推荐强适应证为老年高血压、高龄老年高血压、单纯收缩期高血压或伴心力衰竭。

利尿剂在传统意义上是治疗充血性心力衰竭的首选药物，现在常与 β 受体阻滞剂和 ACEI 联合应用，用于心力衰竭伴液体潴留患者。醛固酮受体拮抗剂还可作用于 RAAS 系统改善心力衰竭的预后。

应用利尿剂时应当注意如下问题。

（1）预防水电解质紊乱：利尿剂应用时应注意预防水、电解质紊乱，临床表现有头痛、肌肉痉挛、口干、低血压、无力、嗜睡等，注意监测电解质。

(2)药物相互作用：排钾利尿剂与吲哚美辛等NSAID、丙磺舒、皮质类固醇同用时可能导致利尿剂抵抗；与延长Q-T间期的抗心律失常药物同用时可能易导致尖端扭转型室速；与某些抗生素(如氨基糖苷类)同用可能增加其肾毒性；与洋地黄同服时增加中毒的可能。噻嗪类药物与锂剂同用还可能导致锂中毒。

常见利尿药物见表1-6-1。

表 1-6-1 常见利尿药物一览表

类别	通用名	其他名	规格	服法	适应证	禁忌证	不良反应	作用特点
强效利尿剂（排钾）	呋塞米［典］［保］［基］	速尿	20mg/ 片	慢性心力衰竭：20mg，qd 起始，20~40mg，qd/bid。水肿性疾病：20~40mg，qd 起始，必要时 6~8h 后追加 20~40mg，至出现满意利尿效果。用量宜控制在 100mg/d	严重水肿；急性肺水肿、脑水肿；高血压；急慢性肾衰竭、肾功能不全；药物中毒；高钾血症、高钙血症；稀释性低钠血症	低血钾倾向，低血容量；严重肝、肾功能损害；前列腺肥大等严重排尿障碍者；对本品过敏者	①水电解质紊乱（低 Na、Cl、K，碱中毒），低钾尤其多见；②耳毒性；③胃肠道反应；④高尿酸血症	①利尿作用强、迅速而短暂，主要用于顽固性水肿和严重水肿；②多数心力衰竭患者的首选药物，特别适用于有明显液体潴留或伴有肾功能受损的患者，剂量不受限制
	托拉塞米［典］［保］	拓赛、丽芝、伊迈格、特苏敏	5mg/ 粒；10mg/ 粒；15mg/ 粒	水肿：10~20mg，qd，最大剂量 100mg/d。高血压：5~10mg，qd	需迅速利尿的水肿；原发性高血压	同上	①直立性低血压、血脂异常、高血糖等；②同呋塞米①、③	①利尿作用为呋塞米的 2~4 倍；②排钾作用弱于呋塞米，但易导致血糖升高

续表

类别	通用名	其他名	规格	服法	适应证	禁忌证	不良反应	作用特点
强效利尿剂（排钾）	布美他尼［典］［保］	利了	1mg/ 片	水肿性疾病或高血压：成人 0.5~2mg 起始，qd，必要时每隔 4~5h 重复，最大剂量 10~20mg/d；小儿 0.01~0.02mg/kg，必要时每 4~6h 1 次	水肿性疾病；高血压；预防急性肾衰竭；高钾血症及高钙血症；稀释性低钠血症；抗利尿激素分泌过多症；急性药物毒物中毒；对某些呋塞米无效的病例可能有效	同上；肝性脑病；尿道阻塞；孕妇	①水、电解质紊乱（低 Na、K、Cl、Ca，碱中毒）；②直立性低血压、休克；③过敏反应、头晕头痛、食欲缺乏、恶心呕吐、腹痛腹泻、胰腺炎、肌肉强直等；④粒细胞减少，血小板减少性紫癜和再生障碍性贫血；⑤肝功能损害、高血糖症、高尿酸血症；⑥耳毒性	①高效、速效、短效、低毒，适用于各种顽固性水肿及急性肺水肿，在应用其他利尿剂效果不佳时，应用本类药物仍可能有效；②对急慢性肾衰竭者尤为适宜；③低钾血症的发生率较噻嗪类利尿剂、呋塞米为低；④不作为治疗原发性高血压的首选药物，但当噻嗪类药物疗效不佳时，尤其当伴有肾功能不全或出现高血压危象时，本类药物尤为适用

续表

类别	通用名	其他名	规格	服法	适应证	禁忌证	不良反应	作用特点
中效利尿剂（排钾）	氢氯噻嗪［典］［保］［基］	双氢克尿噻	25mg/片	高血压：12.5mg，qd，晨服，推荐每日<25mg。心力衰竭：25mg，qd起始，100mg/d已达最大效应。水肿：25mg，qd/tid，必要时增至50mg，bid	轻中度水肿；心力衰竭；高血压；轻度尿崩症	痛风禁用；妊娠、低钾血症、糖尿病、高脂血症、肾功能不良慎用	①电解质紊乱（低K、Mg、Cl、Na）；②血糖、血脂、尿酸代谢异常；③加重肾功能不良；④性功能障碍	①降压作用温和确切，中度水肿首选；②仅适用于轻度液体潴留、伴高血压和肾功能正常的心力衰竭患者；③可用于老年/高龄老年高血压及单纯收缩期高血压
	吲达帕胺［典］［保］［基］	寿比山、纳催离、希尔达、悦南珊、纳斯力妥、圣畅、雅荣	2.5mg/片；1.5mg/片	普通：2.5mg，qd晨服。缓释：1.5mg，qd	代替噻嗪类用于伴高脂血症的高血压	过敏；低钾血症；严重肝、肾功能不全	①直立性低血压；②久用可出现低血钾、高尿酸	①低剂量降血压，高剂量利尿；②利尿作用为噻嗪类的10倍；③对钾离子影响较小，对血脂无明显影响，可逆转左心室肥厚

续表

类别	通用名	其他名	规格	服法	适应证	禁忌证	不良反应	作用特点
中效利尿剂（排钾）	氯化钾环戊噻嗪	氯化钾环戊噻嗪	环戊噻嗪 0.125mg/ 氯化钾 0.45g	2 片，qd/bid	用于各种类型的水肿及高血压	重症肝硬化、肝性昏迷；肾功能不全；高钾血症	①偶发紫癜、光敏性皮炎、粒细胞减少、甲状腺功能亢进、胆汁淤积性肝炎、坏死性脉管炎和急性胰腺炎等；②胃肠道刺激症状，如恶心、呕吐、咽部不适、胸痛（食管刺激），腹痛、腹泻，甚至消化性溃疡及出血	①老年患者应用本药较易发生低血压、肾功能损害；②与其他抗高血压药同用可增强疗效，减少不良反应；③与保钾利尿剂合用可致血钾骤升；④长期服用环戊噻嗪会引起钾丢失，复方中的氯化钾起到补充钾的作用
低效利尿剂（保钾）	螺内酯［典］［保］［基］	安体舒通、使尔通	20mg/ 片	心力衰竭：10mg，qd 起始，最大剂量 20mg/d。水肿：20~40mg，tid。原发性醛固酮增多症：120~240mg/d	高血压（辅助）；中重度心力衰竭；原发性醛固酮增多症	血钾过高；肾功能不全	①久用会导致高血钾；②抗雄激素、抗孕激素（毒性较低）	①作用弱、起效慢、维持时间长；②可逆转心室重构；③作用发挥依赖于醛固酮的存在

续表

类别	通用名	其他名	规格	服法	适应证	禁忌证	不良反应	作用特点
低效利尿剂（保钾）	非奈利酮	可申达	10mg/片	心力衰竭、糖尿病肾病：20mg，qd 起始，eGFR 25~60ml/min 患者剂量减半。eGFR＜25ml/min 或血钾＞5mmol/L 患者不建议应用	心力衰竭、糖尿病肾病	艾迪生病，禁止与 CYP3A4 强抑制剂联用	①高钾血症；②肾功能损害；③乳糖不耐受	①非甾体类选择性盐皮质激素受体拮抗剂；②无性激素相关不良反应
	氨苯蝶啶[典][保][基]		50mg/片	成人：25~100mg 起始，分 2 次服用。维持阶段可改为隔日疗法。最大剂量不超过 300mg/d。小儿：2~4mg/(kg·d)，分 2 次服，每日或隔日疗法。以后酌情调整剂量。最大剂量不超过 6mg/(kg·d)	水肿性疾病；继发性醛固酮分泌增多；拮抗其他利尿剂的排钾作用	高钾血症	①高钾血症；②胃肠道反应；③低钠血症；④头晕头痛、光敏感	作用较迅速，但较弱，其留钾作用弱于螺内酯

续表

类别	通用名	其他名	规格	服法	适应证	禁忌证	不良反应	作用特点
低效利尿剂(保钾)	阿米洛利[典][保]	必达疏	2.5mg/片	2.5mg,qd/bid	低钾血症肾病;低钾血症;水肿性疾病	严重肾功能减退;高钾血症	①高钾血症;②低钠血症,高钙血症,轻度代谢性酸中毒;③口干、恶心、呕吐、腹胀等胃肠道反应;④头痛头晕、胸闷;⑤皮疹、呼吸困难	不经肝代谢,肝功能损害者可应用

第七节　α 受体阻滞剂

α 受体阻滞剂虽非常用降压药，但在多种临床情况下发挥重要的作用。该类药物适用于高血压合并良性前列腺增生、原发性震颤、血糖或血脂代谢异常、难治性高血压患者，也可用于合并周围血管病、哮喘的患者；对于高血压急症、原发性醛固酮增多症筛查、嗜铬细胞瘤术前的血压控制等也具有重要的临床应用价值。少数患者可发生直立性低血压，最好使用控释制剂。普通片应在每晚睡前服用，直立性低血压者禁用，心力衰竭患者慎用。α 受体阻滞剂相关药物作用靶点见图 1-7-1。常见 α 受体阻滞剂适应证、禁忌证、不良反应见表 1-7-1，常见 α 受体阻滞剂用法用量及特点见表 1-7-2。

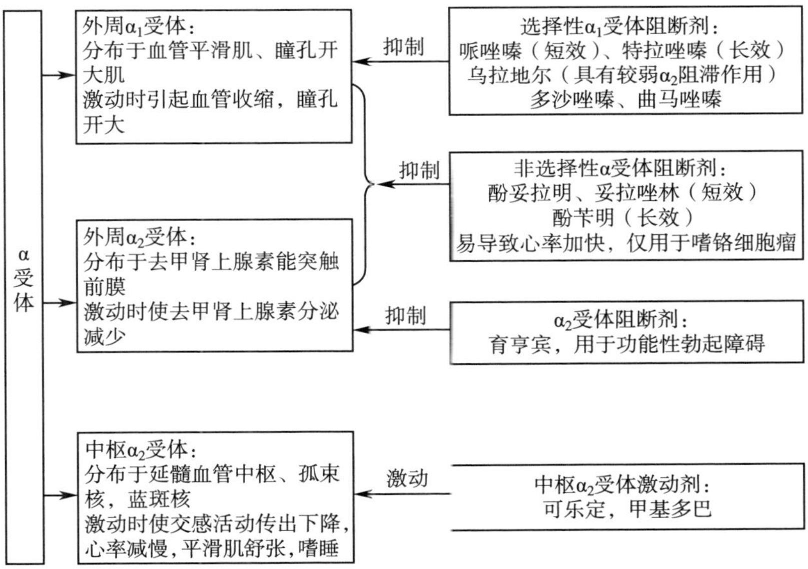

图 1-7-1　α 受体阻滞剂相关药物作用靶点

表 1-7-1　常见 α 受体阻滞剂适应证、禁忌证及不良反应

包含药品	作用特点	适应证	禁忌证	主要不良反应
哌唑嗪、特拉唑嗪、甲磺酸多沙唑嗪、酚妥拉明、乌拉地尔、阿呋唑嗪	①降压作用迅速，但随着时间延长作用减弱；②优点为无脂质代谢副作用，选择性 α_1 受体阻滞剂可使甘油三酯(TG)降低，HDL-C 升高	①单独口服用于轻中度高血压，常用于一线药物联合后仍不达标时；②静脉用药主要用于血压急症或顽固性高血压联合治疗；③前列腺增生，原醛肾素检查前替代治疗	直立性低血压禁用，胃炎、胃溃疡、肾功能不全、冠心病、心力衰竭慎用	①倦怠、乏力嗜睡；②直立性低血压(应首剂减半，并睡前服药)；③心悸、鼻塞、恶心呕吐、心绞痛

表 1-7-2　常见 α 受体阻滞剂用法用量及特点

名称	规格	常用剂量	特点及注意事项
哌唑嗪［典］［保］［基］	1mg/ 片	6~15mg/d，分 2~3 次服用	半衰期 2~3h，易发生首剂现象，首次应在睡前服用，避免直立性低血压
特拉唑嗪［典］［保］	2mg/ 片	1~10mg，qd	半衰期 12h，降压作用缓和，强度较哌唑嗪弱，作用时间长，直立性低血压较少
乌拉地尔［典］［保］	30mg/ 片	15~60mg，bid	口服半衰期 4.7h，阻滞外周及中枢 α 受体，以外周 α_1 受体为主，降压平稳，直立性低血压少，几乎无首剂效应

第八节　复方制剂

本节分为一般西药复方制剂(表 1-8-1)，中西药复方制剂(表 1-8-2)，固定剂量复方制剂(表 1-8-3)。

表 1-8-1 一般西药复方制剂一览表

名称	主要组分及每片剂量	服法	作用特点	适应证	禁忌证	不良反应
复方利血平片［典］［保］［基］	利血平 0.032mg、氢氯噻嗪 3.1mg、双肼屈嗪 4.2mg、异丙嗪 2.1mg、氯化钾 30mg、维生素 B_1 1mg	1~2 片，tid，餐后服	①利尿剂和中枢性降压药的组合，价廉；②降压的同时减慢心率；③与全身麻醉药、单胺氧化酶抑制剂合用增强其作用，与奎尼丁、洋地黄合用易引起心律失常	早期和中期高血压	对本品过敏者禁用。胃及十二指肠溃疡患者禁用	鼻塞、胃酸分泌增多、大便次数增多、乏力、抑郁、体重增加等副交感占优势的现象；头痛面红，电解质紊乱等
复方利血平氨苯蝶啶［典］［保］［基］	利血平 0.1mg、氨苯蝶啶 12.5mg、氢氯噻嗪 12.5mg、双肼屈嗪 12.5mg	1~2 片，qd	①利尿剂与中枢降压药的组合，价廉；②可显著降压，但靶器官保护作用不确定	轻中度原发性高血压	对本品过敏者禁用。活动性溃疡、溃疡性结肠炎、抑郁症、严重肾功能障碍者禁用。妊娠哺乳期禁用	恶心呕吐、乏力、鼻塞、消化性溃疡；头痛；血钾异常等

表 1-8-2　中西药复方制剂一览表

名称	主要组分及每片剂量	服法	作用特点	适应证	禁忌证	不良反应
降压避风片	黄芩、盐酸甲基丙炔辛胺、槐角、氢氯噻嗪、落花生枝叶	3~6 片，bid	①清热平肝；②能够平稳降压，软化血管，从而预防高血压引起的脑出血等情况的发生	用于肝胆火盛而致的头痛眩晕诸症及原发性高血压而见此症者	肾功能不全、痛风	水电解质紊乱，高尿酸血症，脂代谢异常
珍菊降压片［保］	珍珠层粉、野菊花膏粉、芦丁、盐酸可乐定 0.03mg、氢氯噻嗪 5mg	1 片，tid，或遵医嘱	①对高脂血症所致的内皮结构及内皮依赖性舒张功能的损害有改善作用；②对血脂和脂蛋白无显著性影响	高血压，兼有溃疡及肾性高血压尤宜	肾功能损害、脑血管病、心肌缺血慎用。过敏者忌用	直立性低血压；水电解质紊乱(血钾异常为主)；嗜睡、头痛、抑郁、乏力、口干、便秘、尿潴留等
脉君安片［保］	钩藤、葛根、氢氯噻嗪	4~5 片 / 次，tid/qid，若血压降至正常范围，剂量调整为 2~3 片 / 次，bid/tid，维持治疗	平肝息风，解肌止痛	高血压症、头痛眩晕、颈项强痛、失眠心悸、冠心病	运动员慎用	尚不明确

表 1-8-3 固定剂量复方制剂一览表

通用名	其他名	主要组分及每片剂量	每日剂量(片)	分服次数	特点及适应证	不良反应(参见相应组分)
氯沙坦钾氢氯噻嗪片	海捷亚、奈迪亚	氯沙坦钾 50mg/ 氢氯噻嗪 12.5mg	1	1	①为 ARB 与噻嗪类利尿剂合剂；②用于单药不能充分控制的原发性高血压。不适用于初始治疗	主要不良反应为血钾异常，偶见血管神经性水肿
缬沙坦氢氯噻嗪片[保]	复代文	缬沙坦 80mg/ 氢氯噻嗪 12.5mg	1	1		
厄贝沙坦氢氯噻嗪片[典][保]	安博诺、依伦平	厄贝沙坦 150mg/ 氢氯噻嗪 12.5mg	1	1		
替米沙坦氢氯噻嗪片[保]	美嘉素	替米沙坦 80mg/ 氢氯噻嗪 12.5mg	1	1		
奥美沙坦酯氢氯噻嗪片[保]	复傲坦	奥美沙坦酯 20mg/ 氢氯噻嗪 12.5mg	1	1		恶心、高尿酸血症、头晕和上呼吸道感染、头痛和尿路感染
复方卡托普利片	开富特	卡托普利 10mg/ 氢氯噻嗪 6mg	1~2	1~2	①为 ACEI 与中效利尿剂合剂；②尤适用于高肾素型高血压	主要不良反应为咳嗽，血钾异常，偶见血管神经性水肿
依那普利氢氯噻嗪片[保]	依双	依那普利 5mg/ 氢氯噻嗪 12.5mg	1~4	1		
赖诺普利氢氯噻嗪片[保]	帝益	赖诺普利 10mg/ 氢氯噻嗪 12.5mg	1	1		
培哚普利吲达帕胺片	百普乐	培哚普利 4mg/ 吲达帕胺 1.25mg	1	1		

续表

通用名	其他名	主要组分及每片剂量	每日剂量(片)	分服次数	特点及适应证	不良反应(参见相应组分)
马来酸依那普利叶酸片[保]	依叶	依那普利 10mg/ 叶酸 0.8mg	1~2	1~2	用于治疗半胱氨酸水平升高的原发性高血压	咳嗽,恶心,偶见血管神经性水肿
氨氯地平阿托伐他汀钙片[保]	多达一	氨氯地平 5mg/ 阿托伐他汀 10mg	1	1	用于治疗高血压、心绞痛,同时有降脂、预防心血管事件作用	头痛,踝部水肿,肌肉疼痛,转氨酶升高
缬沙坦氨氯地平片[保][基]	倍博特	缬沙坦 80mg/ 氨氯地平 5mg	1	1	对各级高血压均有显著降压疗效,适用于各类高血压人群,安全性较高	不良反应通常轻微且短暂,最常见为外周水肿和眩晕,只有极少数情况下需要停药
氨氯地平贝那普利片[保]	百安新 地奥	盐酸贝那普利 10mg/ 氨氯地平 2.5mg 盐酸贝那普利 10mg/ 氨氯地平 5mg	1	1	用于单独服用氨氯地平或者贝那普利不能满意控制血压效果的患者;或可作为同时服用氨氯地平和贝那普利的替代治疗	较常见头痛、水肿、疲劳、失眠、恶心、腹痛、面红、心悸和头晕;少见瘙痒、皮疹、呼吸困难、无力、肌肉痉挛和消化不良

续表

通用名	其他名	主要组分及每片剂量	每日剂量(片)	分服次数	特点及适应证	不良反应(参见相应组分)
氨苯蝶啶氢氯噻嗪片	达安	氨苯蝶啶 25mg/ 氢氯噻嗪 12.5mg	1	2	用于治疗多种原因(充血性心力衰竭、肝硬化及肾病综合征等)引起的水肿或腹水。用于治疗轻、中度原发性高血压	水、电解质紊乱,高血糖症,高尿酸血症;高钾血症,胃肠道反应
复方盐酸阿米洛利[典]	武都力、安利亚、蒙达清	盐酸阿米洛利 2.5mg/ 氢氯噻嗪 25mg	1~2	1~2	可预防葡萄糖耐受不良,改善血压控制。利尿及保钾作用强,作用起效快,服用剂量小,持续时间长。用于高血压,心力衰竭,肝硬化等病导致的水肿和腹水	口干,恶心、腹胀、头晕、胸闷,一般不需停药
沙库巴曲缬沙坦[保]	诺欣妥	以钠盐复合物计:50mg/100mg/200mg	1~2	1	降低血压同时保护心功能、肾功能,降低心血管事件风险	与 ACEI 合用存在血管性水肿潜在风险,禁止与 ACEI、阿利吉仑合用

第九节 联合治疗方案推荐

联合治疗方案推荐参考《中国高血压防治指南》(2024 年修订版),见表 1-9-1。

表 1-9-1 高血压联合治疗方案推荐

类别	联合治疗方案建议
主要推荐应用的优化联合治疗方案	二氢吡啶类 CCB+ARB;二氢吡啶类 CCB+ACEI;二氢吡啶类 CCB+ARNI;ARB+ 噻嗪类利尿剂;ACEI+ 噻嗪类利尿剂;ARNI+ 噻嗪类利尿剂;二氢吡啶类 CCB+ 噻嗪类利尿剂;二氢吡啶类 CCB+β 受体阻滞剂
一般推荐(可以考虑)使用的联合治疗方案	利尿剂 +β 受体阻滞剂;α 受体阻滞剂 +β 受体阻滞剂;二氢吡啶类 CCB+ 保钾利尿剂;噻嗪类利尿剂 + 保钾利尿剂;ACEI+β 受体阻滞剂;ARB+β 受体阻滞剂;ARNI+β 受体阻滞剂
不推荐的联合治疗方案	ACEI、ARB、ARNI 与阿利吉伦,这四类药物任意联合;中枢作用药 +β 受体阻滞剂
三药联合方案	最常用为:二氢吡啶类 CCB+ACEI(或 ARB、ARNI)+ 噻嗪类利尿剂

注:CCB 为钙通道阻滞剂;ACEI 为血管紧张素转换酶抑制药;ARB 为血管紧张素受体阻滞药;ARNI 为血管紧张素受体脑啡肽酶抑制剂。

第二章

冠心病常用西药

第一节　冠心病概述

1. 定义

冠状动脉粥样硬化性心脏病(coronary atherosclerotic heart disease)指冠状动脉(冠脉)发生粥样硬化引起管腔狭窄或闭塞,导致心肌缺血缺氧或坏死而引起的心脏病,简称冠心病(coronary heart disease,CHD),也称缺血性心脏病。根据发病特点和治疗原则不同,分为两大类:①慢性冠脉综合征(CCS);②急性冠脉综合征(ACS)。前者包括稳定型心绞痛、缺血性心肌病、微血管性心绞痛和隐匿性冠心病等;后者包括ST段抬高型心肌梗死(STEMI)、非ST段抬高型心肌梗死(NSTEMI)和不稳定型心绞痛(UA)。

2. 分型

(1)稳定型心绞痛:指由心肌缺血缺氧引起的典型心绞痛发作,其临床表现在1~3个月内相对稳定,即每日和每周疼痛发作次数大致相同,诱发疼痛的劳力和情绪激动程度相同,每次发作疼痛的性质和疼痛部位无改变,疼痛时限相仿,服用硝酸甘油后也在相近时间内产生疗效。症状特点为阵发性前胸压榨性疼痛或憋闷感觉,主要位于胸骨后部,可放射至心前区和左上肢尺侧,常发生于劳力负荷增加时,持续数分钟,休息或用硝酸酯制剂后疼痛消失。发作时心电图检查可见ST-T改变,症状消失后心电图ST-T改变亦逐渐恢复。

(2)缺血性心肌病(ICM):属于冠心病的一种特殊类型或晚期阶段,是指由于长期心肌缺血，心肌局限性或弥漫性纤维化，从而产生心脏收缩和 / 或舒张功能受损，引起心脏扩大或僵硬、充血性心力衰竭、心律失常等一系列临床表现的综合征，其临床表现与扩张型心肌病相似。

(3) 微血管性心绞痛：是由冠脉微血管功能障碍导致的心肌缺血，心外膜冠脉没有明显的狭窄病变。

(4) 隐匿型冠心病：是无临床症状但有心肌缺血客观证据（心电活动、心肌血流灌注及心肌代谢等异常）的冠心病，亦称无症状性冠心病。其心肌缺血的心电图表现可见于静息时，或在增加心肌负荷时才出现，常为动态心电图记录所发现，又被称为无症状性心肌缺血。

(5) ST 段抬高型心肌梗死：若冠状动脉管腔急性完全闭塞，血供完全停止，导致所供血区域心室壁心肌透壁性坏死，临床上表现为典型的 STEMI，即传统的 Q 波性心肌梗死。典型症状是急性缺血性胸痛，表现为胸骨后或心前区剧烈的压榨性疼痛（持续时间通常超过 10~20min），可向左上臂、下颌、颈部、背部或肩部放射；常伴有恶心、呕吐、大汗和呼吸困难等，部分患者可发生晕厥，含服硝酸甘油后症状不能完全缓解。典型的 STEMI 早期心电图表现为 ST 段弓背向上抬高（呈单向曲线），伴或不伴病理性 Q 波，R 波减低（正后壁心肌梗死时，ST 段变化可以不明显）。超急期心电图可表现为异常高大且两支不对称的 T 波。首次心电图不能明确诊断时，需在 10~30min 后复查。cTn（心肌肌钙蛋白）是诊断心肌坏死最特异和敏感的首选心肌损伤标志物，通常在 STEMI 症状发生后 2~4h 开始升高，10~24h 达到峰值，并可持续升高 7~14d。肌酸激酶同工酶（CK-MB）对判断心肌坏死的临床特异性较高，STEMI 时其测量值超过正常上限并有动态变化。肌红蛋白测定有助于 STEMI 早期诊断，但特异性较差。

(6) 非 ST 段抬高型心肌梗死（NSTEMI）和不稳定型心绞痛（UA）：两者发病机制和临床表现相似，是在粥样硬化病变的基础上发生了冠状动脉内膜下出血、斑块破裂、斑块糜烂、破损处血小板与纤维蛋白凝集形成血栓、冠状动脉痉挛及远端小血管栓塞引起的急性或亚急性心肌供氧减少，其区别主要是缺血导致心肌损伤的程度不同，以及心肌损伤的生物标志物检测是否阳性。典型胸痛的特征是胸骨后压榨性疼痛，并且向左上臂（双上臂或右上臂少见）、颈部或下颌部放射，可以是间歇性（通常持续数分钟）或持续性，可伴有出汗、恶心、上腹部疼痛、呼吸困难和晕厥的症状。不典型表现包括孤立性上腹痛、类似消化不良症状、孤立性呼吸困难及疲劳感，常见于老年人、女性、糖尿病、慢性肾脏病或痴呆患者。UA/NSTEMI 大多数患者胸痛发作时有一过性 ST 段(抬高或压低)和 T 波(低平或倒置)改变,其中 ST 段的动态变化(≥ 0.1mV 的抬高或压低)是严重冠状动脉疾病的表现,可能会发生急性心肌梗死或猝死。心电图(ECG)动态改变可随心绞痛症状变化,改变持续 12h 以上,提示 NSTEMI 的可能。在症状发生后 24h 内,心肌肌钙蛋白(cTn)的峰值超过正常值的 99 个百分位需考虑诊断为 NSTEMI。

冠心病用药包括改善缺血、减轻症状的药物,以及预防心肌梗死、改善预后的药物。

第二节 抗心肌缺血药

目前改善缺血、减轻症状的药物主要包括硝酸酯类药物、β 受体阻滞剂及钙通道阻滞剂(calcium channel blocker,CCB)。

1. 硝酸酯类

硝酸酯类药物是临床上应用最古老的心血管药物之一。其临床作用机制复杂,硝酸酯进入血管平滑肌细胞后,通过释放一氧化氮(NO)刺激鸟苷酸环化酶,使环磷酸鸟苷(cGMP)浓度增加,降低细胞内的 Ca^{2+} 浓度,导致血管平滑肌舒张,该效应呈剂量依赖性。硝酸酯类药物可扩张冠状动脉侧支循环,增加冠状动脉血流量及增加静脉容量,减少回心血量,降低心室前负荷,减少心肌需氧和改善心肌灌注,从而改善心绞痛症状。药物分类如下。

(1)按化学结构分为硝酸甘油、二硝酸异山梨酯、单硝酸异山梨酯、亚硝酸异戊酯。

(2)按药物作用半衰期及药效持续时间分为短效、中效、长效制剂。

常用剂型包括口服剂、舌下含化剂、吸入剂、静脉注射剂、经皮贴膏等。硝酸酯类药物的适应证、禁忌证、不良反应和注意事项见表 2-2-1,常用药物见表 2-2-2。

2. β 受体阻滞剂

β 受体阻滞剂通过抑制心脏 β 肾上腺素受体,减慢心率、减弱心肌收缩力和心脏传导、降低血压，以减少心肌耗氧量，还可通过延长舒张期，增加缺血心肌灌注，因而可减少心绞痛发作和提高运动耐量。临床既用于冠心病心绞痛、心律失常、心力衰竭及高血压的治疗，也用于心肌梗死等不良心血管事件的预防。

(1) CCS 伴有左心室收缩功能障碍的患者推荐 β 受体阻滞剂，可以减少心肌耗氧量，减少心绞痛发作，改善远期预后。

(2) 与硝酸酯类药物合用可提高疗效，减少不良反应。

(3) 使用剂量应个体化，从较小剂量开始，逐步增加到最大耐受剂量，以清醒静息时心率 50~60 次 /min 为宜。

(4) 不宜用于变异型心绞痛患者。

(5) 只要无禁忌，可用于心肌梗死预防，以及作为心肌梗死后的长期用药。在无心力衰竭（HF）、低输出量状态、心源性休克风险或其他禁忌证的情况下，争取在第 1 小时早期口服 β 受体阻滞剂（证据等级 A）（常用药物见本书第一章 第三节 β 受体阻滞剂）。

3. 钙通道阻滞剂

钙通道阻滞剂（CCB），亦称钙离子（Ca^{2+}）拮抗剂，通过改善冠状动脉血流和减少心肌耗氧量发挥缓解心绞痛作用，分为二氢吡啶类和非二氢吡啶类，共同的药理特性为选择性抑制血管平滑肌、使心肌 L 通道开放。不同点在于与钙通道孔隙结合位点不同。

推荐用于禁用或不能耐受 β 受体阻滞剂，或 β 受体阻滞剂不能完全缓解心绞痛者。无左心室收缩功能下降者必要时可选用地尔硫䓬，或选择长效硝酸酯类药物。

(1) 对于变异型心绞痛或以冠状动脉痉挛为主的心绞痛，钙通道阻滞剂是一线药物。

(2) 合并高血压的冠心病患者可应用长效钙通道阻滞剂作为初始治疗药物。

(3) STEMI 患者不推荐使用短效二氢吡啶类 CCB。

(4) 非二氢吡啶类 CCB 有负性变时、变传导作用，且负性肌力效应较二氢吡啶类 CCB 更强，故常用于伴有房颤或心房扑动（简称房扑）的心绞痛患者，而不应用于已有严重心动过缓、高度房室传导阻滞和病态窦房结综合征的患者。

(5)β受体阻滞剂和长效钙通道阻滞剂联合用药比单用一种药更有效。此外,两药联用时,β受体阻滞剂还可减轻二氢吡啶类CCB引起的反射性心动过速等不良反应;非二氢吡啶类CCB可作为β受体阻滞剂禁忌者的替代方案,但二者联合可能加重传导阻滞和负性肌力作用,应特别警惕。在无相关禁忌证的情况下,使用β受体阻滞剂和硝酸酯类药物后复发缺血症状,可给予口服非二氢吡啶类药物治疗。在无β受体阻滞剂的情况下,禁止使用常释剂型硝苯地平。

(6)心力衰竭患者应避免使用非二氢吡啶类及短效二氢吡啶类CCB,因其可使心功能恶化,增加死亡风险。当心力衰竭患者伴有严重心绞痛,其他药物不能控制而需应用CCB时,可选择安全性较好的氨氯地平或非洛地平(常用药物见第一章 第二节 钙通道阻滞剂)。

4. 其他抗心肌缺血药物

(1)曲美他嗪:通过调节心肌能量底物,提高葡萄糖有氧氧化比例,能改善心肌对缺血的耐受性及左心功能,缓解心绞痛。其可与β受体阻滞剂等抗心肌缺血药物联用(表2-2-3)。

(2)尼可地尔:为烟酰胺的硝酸盐衍生物,可扩张冠状动脉各级血管,尤其是微小血管,刺激血管平滑肌上ATP敏感性钾离子通道。长期使用尼可地尔可稳定冠状动脉斑块,可用于治疗微血管性心绞痛。当使用β受体阻滞剂禁忌、效果不佳或出现不良反应时,可使用尼可地尔缓解症状(表2-2-3)。

(3)盐酸伊伐布雷定:通过选择性抑制窦房结起搏电流达到减慢心率的作用,从而延长心脏舒张期,改善冠状动脉灌注、降低心肌氧耗,对心肌收缩力和血压无影响。在慢性稳定型心绞痛患者中,如不能耐受β受体阻滞剂或β受体阻滞剂效果不佳时,窦性心律且心率>60次/min的患者可选用此药物(表2-2-3)。

(4)中草药及其制剂:如速效救心丸、麝香保心丸、复方丹参滴丸等,疗效明确,不良反应较少(常用药物见第七章 心内科门诊常用中成药)。

表 2-2-1 硝酸酯类药物的适应证、禁忌证、不良反应和注意事项

药物举例	适应证	禁忌证	不良反应	注意事项	药物相互作用
硝酸甘油 5-单硝酸异山梨酯 硝酸异山梨酯	心绞痛，急性心肌梗死，心功能不全(充血性心力衰竭、急性左心衰竭)，高血压及高血压急症，肺动脉高压	①对硝酸酯过敏。②急性下壁伴右心室心肌梗死。③收缩压<90mmHg 的严重低血压。④肥厚性梗阻型心肌病。⑤重度主动脉瓣和二尖瓣狭窄。⑥心脏压塞或缩窄性心包。⑦限制型心肌病。⑧已使用磷酸二酯酶抑制剂(如西地那非等)。⑨颅内压增高。下列情况亦应慎用：①循环低灌注状态。②心室率<50 次 /min，或>110 次 /min。③青光眼。④肺心病合并动脉低氧血症。⑤重度贫血	头痛，低血压，反射性心动过速，头晕，面部潮红、灼热感，视物模糊，恶心呕吐，皮疹，硝酸酯耐药等。 硝酸酯类“零点效应”：多发生于长间歇、偏心疗法(指保证每天 6~12h 无 / 低硝酸酯期，以防硝酸酯耐药)的患者，因夜间时间长，当深夜或凌晨时，体内血药浓度降到最低水平，易致心绞痛发作。预防：睡前加服 1 次非硝酸酯类药物，如地尔硫䓬、速效救心丸等	①注意药物有效期。②停药时应逐渐减量，以防撤药时心绞痛反跳。③心绞痛急性发作时，宜用舌下含片或口腔喷雾剂；预防心绞痛，可选长效制剂、普通片剂、缓释剂、敷贴片等；急性心肌梗死、心力衰竭等情况紧急且需持续用药者，可静脉滴注。另外，心绞痛发作频繁者，可在劳动、大便、运动前预防性含服。非 ST 段抬高型急性冠脉综合征(NSTE-ACS)近期服用过磷酸二酯酶抑制剂，禁止使用硝酸酯类药物。④患者在用药期间从坐、卧位突然站起时须谨慎，避免突发直立性低血压。⑤长期使用通常会出现硝酸酯类药物耐受，建议采取间歇给药方式，保持适当的用药间歇期。为避免硝酸酯类耐受，建议每日 2 次用药，缓释制剂仅早晨 1 次用药，晚间 7 时可采用短效药物但要注意避免硝酸酯类药物“零点效应”。⑥硝酸异山梨酯与硝酸甘油相比作用起效较慢、弱，但较持久，余基本同硝酸甘油	①与其他类型硝酸酯类有交叉耐药性。②与其他降压药、扩血管药、三环抗抑郁药及乙醇合用，可增强降压作用。③与 β 受体阻滞剂合用可取长补短。④严禁与磷酸二酯酶抑制剂(西地那非)合用，两药联用时扩张血管作用可产生协同效用。⑤可以缓解心力衰竭时心绞痛、呼吸困难等症，故常与部分强心剂、利尿剂合用于治疗心力衰竭。⑥静脉使用硝酸甘油可降低肝素的抗凝作用。⑦阿司匹林可使硝酸甘油的血药浓度增加。⑧硝酸甘油与乙酰胆碱、组胺及拟交感胺类药同用时可能降低抗心绞痛效应

表 2-2-2　硝酸酯类药物一览表

通用名	其他名	剂型	规格	用法用量	药物特点
硝酸甘油［典］［保］［基］	硝酸甘油片、耐绞宁、耐安康、派洛	片剂	舌下含服片 0.3mg/ 片；0.4mg/ 片；0.5mg/ 片；0.6mg/ 片	含于舌下，0.3~0.6mg/ 次，按需 5min 后可再用。15min 内含服最大剂量为 1.2mg	①主要用于控制缺血发作。②片剂有效期较短，须避光保存于密闭的深色小玻璃瓶中，每 3 个月更换 1 瓶新药。③ 2~3min 起效，5min 达最大效应，作用维持 20~30min
	保欣宁、永保心灵	气雾剂	喷雾剂 0.4mg/ 喷；0.5mg/ 喷	0.4~0.5mg/ 次，15min 内不超过 1.2mg	①急性发作时，向口腔舌下黏膜喷射 1~2 次，舌部刺激，切勿随唾液咽下。②起效较片剂更快，容易保存，保质期较平片长。③切勿受热，避免撞击
硝酸异山梨酯［典］［保］［基］	消心痛	片剂	5mg/ 片；10mg/ 片	①心绞痛发作：舌下含服，5~10mg/ 次，5~10min 后可重复。2~5min 起效，15min 达最大效应。作用持续 1~2h。②预防心绞痛：10~20mg，po，tid，15~20min 起效，作用持续 4h	口服肝的首过清除效应明显，生物利用度为 20%~25%，舌下含服生物利用度约 60%。发挥药理学作用的活性代谢产物主要为 5- 单硝酸异山梨酯
	异舒吉、安其伦、易顺脉	缓释胶囊剂	20mg/ 粒；40mg/ 粒	20~40mg，po，bid，最大剂量 80mg/d，20~60min 起效，作用持续 12h	

续表

通用名	其他名	剂型	规格	用法用量	药物特点
单硝酸异山梨酯[典][保][基]	欣康、欣乐	片剂	10mg/片；20mg/片；30mg/片；60mg/片	10~20mg，po，bid/tid，可视病情增至40~60mg/次；异乐定：30mg，po，qd/bid	①单硝酸异山梨酯属长效制剂，起效较慢，无肝首过效应，生物利用度几乎100%。②缓释剂不用于心绞痛急性发作
	山苏、伊贝特	胶囊剂	10mg/粒；20mg/粒	10~20mg，po，bid，30~60min起效	
	欣康、依姆多、索尼特、艾同	缓释片	30mg/片；40mg/片；60mg/片	30~60mg，po，qd，晨服，不可嚼服和研碎。必要时加倍，60~90min起效，作用可持续约12h	
	异乐定、艾司莫、伊迈清	缓释胶囊	25mg/粒；40mg/粒；50mg/粒		

表 2-2-3 其他抗心肌缺血药物

类别	通用名	其他名	药理作用 / 适应证 / 禁忌证	剂型规格 / 用法用量	注意事项 / 不良反应	药物相互作用
钾通道开放剂	尼可地尔［保］［基］	喜格迈、欣地平	药理作用：为烟酰胺的硝酸盐衍生物，兼具钾通道开放作用与硝酸酯样作用 适应证：稳定型心绞痛，微血管性心绞痛 禁忌证：对本品、烟酸过敏者禁用。正在服用具有磷酸二酯酶V型阻断作用的勃起障碍治疗剂的患者禁用。重症肝功能不全，高龄、青光眼者慎用	5mg/ 片。5~10mg，tid，po，服药 0.5~1h 血药浓度达峰值	在服用本制剂初期容易出现波动性头痛。其他不良反应有恶心呕吐、发热倦怠、肝功能障碍、血小板减少、口腔溃疡等	与磷酸二酯酶V型阻断剂合用易导致低血压，禁止联用
代谢性药物	盐酸曲美他嗪［典］［保］	万爽力、根克通、益爽美等	药理作用：通过促进葡萄糖氧化，保持心肌细胞内 ATP 水平，实现抗心肌缺血 适应证：成人稳定型心绞痛的二线治疗 禁忌证：对本品过敏者及帕金森病、不宁腿综合征、震颤、严重肝肾功能损害者禁用	20mg/ 片。20mg，tid，随餐服用；35mg/ 片，35mg，bid	本品通过肾清除，肾功能不全者减量。不良反应：可能引起或加重帕金森症状；头晕头痛、腹泻恶心、虚弱等	未观察到相互作用

续表

类别	通用名	其他名	药理作用 / 适应证 / 禁忌证	剂型规格 / 用法用量	注意事项 / 不良反应	药物相互作用
选择性窦房结 If 通道抑制剂	盐酸依伐布雷定［保］［基］	可兰特、佑新维	药理作用：选择性、特异性窦房结 If 通道阻滞剂，减慢心率的同时不影响心肌收缩力和心脏传导 适应证：慢性心力衰竭（NYHA Ⅱ～Ⅳ级）：窦性心律且心率 ≥ 75 次 /min，与标准治疗包括 β- 受体阻滞剂联合用药，或者用于禁忌或不能耐受 β- 受体阻滞剂治疗时。稳定型心绞痛（见于专家共识推荐，超说明书用药）：用于心率 ≥ 60 次 /min 且 β 受体阻滞剂效果不佳或不耐受的患者 禁忌证：对本品过敏、妊娠、哺乳期；治疗前静息心率低于 70 次 /min；心源性休克；急性心肌梗死；重度低血压（<90/50mmHg）；重度肝功能不全；病态窦房结综合征；窦房传导阻滞；不稳定或急性心力衰竭；不稳定型心绞痛；三度房室传导阻滞	5mg/ 片。一般起始 5mg，bid。治疗 2 周后，如果患者的静息心率持续高于 60 次 /min，将剂量增加至 7.5mg，bid；低于 50 次 /min 或出现与心动过缓有关的症状，调整为 2.5mg，bid	主要不良反应为视觉异常，心动过缓。心率减慢可加重 Q-T 间期延长，先天性 QT 综合征或者使用延长 Q-T 间期药物的患者应避免使用本品	禁止与强效细胞色素 P450 3A4 抑制剂联用，例如唑类抗真菌药物（酮康唑，依曲康唑）、大环内酯类抗生素（克拉霉素，口服红霉素）、HIV 蛋白酶抑制剂和奈法唑酮。 禁止与具有降低心率作用的钙拮抗剂，例如维拉帕米或者地尔硫䓬联合使用。 慎与延长 Q-T 间期药物联用

第三节 抗血栓药物

临床上用于血栓治疗的药物主要分为3类：抗血小板药、抗凝血药及溶血栓药。

1. 抗血小板药

血小板在止血、血栓形成、动脉粥样硬化等病理生理过程中发挥重要作用。抗血小板药物又称为血小板抑制药，通过抑制血小板黏附和聚集，从而抑制血栓形成，对预防动脉粥样硬化和心肌梗死等心血管事件具有重要临床意义。

(1)抗血小板药分类：根据作用机制可分为以下几类。

1)环氧化酶抑制剂，如阿司匹林、吲哚布芬。

2)P2Y12受体抑制剂(二磷酸腺苷受体拮抗剂)，如氯吡格雷、普拉格雷(国内未上市)、替格瑞洛、噻氯匹定等。其中噻氯匹定因不良反应较多，目前很少应用。

3)血小板膜糖蛋白Ⅱb/Ⅲa(GPⅡb/Ⅲa)受体拮抗剂(如替罗非班、阿昔单抗等)，为静脉制剂，起效快、作用强、代谢快，可用于围手术期。

4)磷酸二酯酶抑制剂，如双嘧达莫、西洛他唑。

5)血栓烷合成酶抑制剂，如奥扎格雷。

6)血小板腺苷环化酶刺激剂，如前列环素。

7)五羟色胺(5-HT)受体拮抗剂，如沙格雷酯。

(2)常用抗血小板药物的适应证、禁忌证、不良反应见表2-3-1，常用口服抗血小板药物的规格与用法见表2-3-2，药物对比见表2-3-3。

抗血小板治疗是慢性冠脉综合征(CCS)患者治疗的基石，可以考虑应用环氧化酶抑制剂或P2Y12受体抑制剂长期治疗。对于经皮冠状动脉介入治疗(PCI)术后患者，双联抗血小板治疗(DAPT)需综合评估缺血及出血风险。

所有急性冠脉综合征(ACS)患者，无论是接受药物保守治疗，还是支架置入治疗，其标准DAPT疗程均为12个月。存在特殊风险的患者，可根据其缺血、出血风险的评估结果对DAPT疗程进行个体化调整。

表 2-3-1 常用抗血小板药物适应证 / 禁忌证 / 不良反应

类别	药物举例	适应证	禁忌证	不良反应 / 注意事项	药物相互作用
环氧化酶抑制剂	阿司匹林	①长期心脑血管疾病的一级、二级预防。②急性冠脉综合征、冠状动脉介入治疗。③房颤。④外周动脉闭塞性疾病，动脉外科介入术后。⑤钝痛、发热、风湿性及类风湿关节炎等	胃及十二指肠活动性溃疡，明显的出血倾向及各种凝血障碍性疾病，未控制的高血压，肾功能损害，严重肝功能损害，对本药及类似药过敏者	不良反应：过敏(荨麻疹、血管神经性水肿、过敏性休克、阿司匹林哮喘)，胃肠道反应(上腹部不适、恶心呕吐，甚至出血)，凝血障碍，水杨酸反应，瑞氏综合征等。 注意事项：所有急、慢性缺血性心脏病患者，无论有无症状，只要没有禁忌证，都要常规使用阿司匹林	①本药可增加以下药物的作用：抗凝血药(增效，但亦增加出血风险)；胰岛素及磺脲类降血糖药；巴比妥类；氯丙嗪、异丙嗪(镇静作用)；可待因等麻醉性镇痛药；某些抗生素等。可减弱以下药物的作用：某些利尿剂；降压药；促尿酸排泄的抗风湿药(如保泰松)。②可降低其他非甾体抗炎药的生物利用度，并增加胃肠道副作用。与对乙酰氨基苯酚长期大量同用有引起肾脏病变的可能。③激素可使阿司匹林的血药浓度降低，两药合用，有增加胃肠溃疡和出血的危险。④服药同时饮酒可损伤胃黏膜，引起出血、坏死

续表

类别	药物举例	适应证	禁忌证	不良反应 / 注意事项	药物相互作用
P2Y12 受体抑制剂	氯吡格雷	①用于近期发作的脑卒中、急性冠脉综合征和确诊外周动脉疾病的患者，以减少动脉粥样硬化事件（如心肌梗死、卒中和血管性死亡）的发生。②冠状动脉介入治疗等	①对本品或本品任一成分过敏者。②严重的肝损伤；活动性病理性出血，如消化性溃疡或颅内出血。③哺乳期妇女等	主要不良反应为出血（严重出血事件的发生率为1.4%）、胃肠道不适、皮疹、头痛、眩晕、头昏和感觉异常，少数患者有过敏反应，表现为荨麻疹、瘙痒。氯吡格雷导致中性粒细胞减少和血栓性血小板减少性紫癜的发生率明显低于噻氯匹定，无需常规监测血小板计数	①华法林合用会增加出血强度，故不宜联用。与其他抗凝药、溶栓药、糖蛋白Ⅱb/Ⅲa拮抗剂合用，出血风险增高，需谨慎。②阿司匹林不改变氯吡格雷对二磷酸腺苷（ADP）诱导的血小板聚集的抑制作用，但氯吡格雷可增强阿司匹林对胶原诱导的血小板聚集的抑制作用。两药合用可能会使出血危险性增加。但对于ACS患者，建议尽早联合。③与奥美拉唑、埃索美拉唑联用可使其血药浓度下降，从而降低血小板抑制作用
P2Y12 受体抑制剂	替格瑞洛	急性冠脉综合征患者，包括接受药物治疗和经皮冠状动脉介入治疗的患者，降低血栓性心血管事件的发生率	①对替格瑞洛或本品任何辅料成分过敏者。②活动性病理性出血（如消化性溃疡或颅内出血）的患者。③有颅内出血病史者。④中-重度肝损伤患者	①高尿酸血症，血尿酸升高。②颅内出血，消化道出血，血尿等泌尿系统出血，皮下软组织出血等。③呼吸困难，劳力性呼吸困难，静息时呼吸困难，夜间呼吸困难	禁止替格瑞洛片与强效CYP3A4抑制剂（如酮康唑、克拉霉素、奈法唑酮、利托那韦和阿扎那韦）联用，以免降低替格瑞洛的暴露

续表

类别	药物举例	适应证	禁忌证	不良反应 / 注意事项	药物相互作用
环氧化酶抑制剂	吲哚布芬	用于动脉硬化引起的缺血性心脑血管病变、静脉血栓形成，也可在血液透析时预防血栓形成	①对本品过敏者禁用。②先天或后天性出血疾病患者禁用。③孕妇及哺乳期妇女禁用	常见消化不良、腹痛、便秘、恶心、呕吐、头痛、头晕、皮肤过敏反应、齿龈出血及鼻衄；少数病例可出现胃溃疡、胃肠道出血及血尿	应避免与其他抗凝血药或阿司匹林等同时服用
GP Ⅱb/ Ⅲa 受体拮抗剂	替罗非班	本品与肝素、阿司匹林联用，适用于不稳定型心绞痛或非 Q 波心肌梗死患者，预防心脏缺血事件，同时也适用于冠状动脉缺血综合征患者进行冠状动脉血管成形术或冠脉内斑块切除术时，预防与经治冠状动脉突然闭塞有关的心脏缺血并发症	①活动性出血、血小板减少症者禁用，颅内肿瘤、动静脉畸形或动脉瘤者禁用，用前 1 个月内有卒中史或有出血性卒中发作者及大型手术治疗者禁用。②凝血障碍、肝衰竭者禁用。③过敏者禁用	在强效 P2Y12 受体抑制剂广泛应用的情况下，冠状动脉造影前常规应用与术中按需应用本品相比，并不能降低血栓事件风险，反而显著增加大出血风险。用药期间动态监测血红蛋白及血小板计数，密切观察临床出血情况	①盐酸替罗非班与肝素和阿司匹林联用时，比单独使用肝素和阿司匹林出血的发生率增加。②当盐酸替罗非班与其他影响止血的药物（如华法林）合用时应谨慎
磷酸二酯酶抑制剂	西洛他唑	①慢性动脉闭塞症引起的溃疡、肢痛、冷感及间歇性跛行等缺血性症状。②预防脑梗死复发（心源性脑梗死除外）	①对本品过敏者禁用。出血、充血性心力衰竭者禁用。②恶性高血压、冠状动脉狭窄者慎用	不良反应包括消化不良、腹痛、便秘、恶心、呕吐、头痛、头晕、皮肤过敏等。脑梗死患者应在症状稳定后给药	与抗凝剂、抗血小板剂、溶栓剂同用时注意出血倾向

表 2-3-2　常用口服抗血小板药物规格与用法

	通用名	其他名	规格	服法
抗血小板药物	阿司匹林[典][保][基]	拜阿司匹灵、益欣雪	肠溶片：100mg/片；普通片剂 25mg/片、50mg/片	①急性心肌梗死患者，首次负荷剂量 300mg，嚼服。②长期服用最低有效剂量为 100mg（75~150mg），po，qd。肠溶片餐前服，普通片剂餐后服。一般晨服效果优于夜间服用
	氯吡格雷[典][保][基]	波立维、泰嘉、优立维	25mg/片；75mg/片	一般 75mg，qd，与或不与食物同服；急性冠脉综合征患者首剂负荷量一般为 300mg
	替格瑞洛[保][基]	倍林达、倍利舒、康迈瑞	60mg/片；90mg/片	90mg，bid，饭前或饭后服用。急性冠脉综合征患者首次负荷量 180mg
	普拉格雷	Effien	5mg/片；10mg/片	负荷剂量 60mg，继后 10mg，qd，与阿司匹林 75~325mg 同服。体重低于 60kg 者，可考虑降低至 5mg，qd
	吲哚布芬[典][保][基]	引朵、辛贝	100mg/片；200mg/片	100~200mg，bid，饭后服用。65 岁以上老年患者及肾功能不全患者每日以 100~200mg 为宜
	西洛他唑[典][保]	培达、邦平	50mg/片	100mg，bid，po

表 2-3-3 常用口服抗血小板药物对比

分类	药物举例	作用机制	起效时间 / 恢复时间	代谢途径	对比特点
环氧化酶抑制剂	阿司匹林	不可逆抑制血小板环氧化酶，减少 TXA_2 生成	达峰时间为 0.3~2h，肠溶片达峰时间延长。嚼服可快速起效。血小板功能的恢复需要停药 7~10d	肾	①心脑血管疾病预防治疗的一线用药，循证证据全面。②直接破坏消化道黏膜，患者消化道出血的发生率高。③可能导致支气管痉挛并引起哮喘发作
	吲哚布芬	可逆抑制血小板环氧化酶，减少血栓素生成	达峰时间约 2h，停药后 24h 即可恢复血小板功能，出血风险低	肝	①出血风险较阿司匹林低，不良反应相对少，但研究证据相对较少。②对前列环素影响弱于阿司匹林
P2Y12 受体抑制剂	氯吡格雷	不可逆抑制 ADP 与血小板 P2Y12 受体的结合	起效时间为 2~8h，血小板功能恢复需要的停药 7~10d	肝	①消化道出血风险较阿司匹林低。②避免与 CYP2C19 抑制剂合用，如奥美拉唑、伏立康唑、卡马西平等
	替格瑞洛	可逆结合 P2Y12 受体，抑制血小板聚集	起效时间为 0.5~4h，血小板功能恢复需要的停药时间 3~5d	肝	①起效快，作用强，总出血发生率高于氯吡格雷。②有呼吸困难副作用，升高尿酸。③与 CYP3A4 强抑制剂连用时应谨慎
磷酸二酯酶抑制剂	西洛他唑	抑制血小板磷酸二酯酶，进而激活血小板腺苷环化酶，使血小板内 cAMP 浓度增高，起到抗血小板聚集作用	达峰时间约 3h	肝	①抗血小板治疗同时可以使血管扩张，增加末梢动脉血流量，主要用于改善外周动脉闭塞引起的溃疡、疼痛等缺血症状，预防脑梗死复发。②冠状动脉狭窄患者慎用，充血性心力衰竭者禁用
	双嘧达莫		达峰时间约 75min	肝	①因有可能引起冠状动脉缺血，故不用于冠心病治疗。②因为缺乏有效证据，目前基本不应用于心脑血管疾病

(3) 双联抗血小板治疗(DAPT)

1) 根据缺血或出血风险的不同,可调整 DAPT 疗程。对于能耐受双联抗血小板药物、未发生出血并发症且无出血高风险的患者,DAPT 可维持 12 个月以上。对于伴有出血高风险(如需要口服抗凝治疗)、严重出血并发症高风险(如重大颅内手术)或伴有明显出血的患者,可考虑将 DAPT 疗程缩短至 6 个月。目前缩短 DAPT 疗程的临床证据主要基于低危稳定性冠心病患者应用新一代药物洗脱支架,其结果不能直接类推到急性冠脉综合征人群。

2) 无论是单药还是双联抗血小板治疗,小剂量阿司匹林不仅使出血风险降低,而且作用也不亚于大剂量阿司匹林,推荐每日剂量范围 75~100mg。

3) 稳定型冠心病患者在药物洗脱支架(DES)置入后推荐双联抗血小板治疗至少维持 6 个月;裸金属支架(BMS)置入后推荐双联抗血小板治疗至少维持 1 个月;经药物涂层球囊(DCB)治疗的患者考虑 1~3 个月的双联抗血小板药物治疗,其后均改为小剂量阿司匹林长期服用。

4) 对于急性冠脉综合征患者,在置入 DES 或 BMS 后双联抗血小板治疗时,至少应该给予 12 个月的 P2Y12 抑制剂(包括氯吡格雷、普拉格雷或替格瑞洛)治疗。

5) 对于急性冠脉综合征置入支架后需双联抗血小板治疗的患者,或仅接受药物治疗的非 ST 段抬高型急性冠脉综合征患者,推荐优选替格瑞洛,比选择氯吡格雷合理(推荐等级Ⅱa 级)。

6) 对于正在接受双联抗血小板治疗的急性冠脉综合征患者,在接受冠状动脉旁路移植术(CABG)后,应继续接受 P2Y12 抑制剂治疗,完成急性冠脉综合征发病后 12 个月的双联抗血小板疗程。

7) 对于正在接受双联抗血小板治疗并行溶栓治疗的 ST 段抬高型心肌梗死(STEMI)患者,P2Y12 抑制剂(氯吡格雷)至少持续应用 14 天,理想情况下至少维持 12 个月(推荐等级Ⅰ级)。

8) 在经皮冠状动脉介入治疗后,BMS 患者应将择期非心脏手术推迟至支架置入后 30 天,DES 患者应推迟至术后 6 个月。

9) 如果患者在支架置入后因必须行外科手术而停用双联抗血小板治疗中的 P2Y12 抑制剂,如临床情况允许应持续应用阿司匹林,并在术后尽快恢复 P2Y12 抑制剂治疗(推荐等级Ⅰ级)。

2. 抗凝血药

抗凝血药是一类通过干扰凝血因子、抑制凝血过程中某些环节而阻止血液凝固的药物，主要用于血栓栓塞性疾病(如心肌梗死、血栓性静脉炎、体循环栓塞或肺栓塞等)的预防和治疗，也可用于血液透析、手术等操作中的体外抗凝处理及围术期抗凝管理等。

抗凝血药分类情况如下。

1)间接凝血酶抑制剂：如肝素、低分子量肝素等。通过激活抗凝血酶Ⅲ(AT Ⅲ)发挥抗凝作用，对凝血过程的多个环节都有抑制作用，具有起效快、体内外均有效的特点。

2)直接凝血酶抑制剂：如达比加群酯、阿加曲班，水蛭素及其衍生物(比伐芦定、来匹芦定)。

3)维生素 K 拮抗剂：如华法林等香豆素类药物，通过抑制维生素 K 依赖性凝血因子(Ⅱ、Ⅶ、Ⅸ和Ⅹ)的合成起效。因需等待现有凝血因子代谢，故起效延迟，但作用持续时间较长。

4) Ⅹa 因子抑制剂：如利伐沙班、阿哌沙班、磺达肝癸钠等。

注射剂抗凝药使用时需监测血小板计数和凝血功能等指标，多为住院时用药，本书不再详细介绍。

口服抗凝血药具体药物见表 2-3-4 及表 2-3-5，新型口服抗凝药近年临床证据积累较多，应用广泛，其中国内获批适应证对比及抗心律失常药物对其抗凝作用影响见表 2-3-6，新型口服抗凝药代谢特点与剂量调整见表 2-3-7。

3. 溶血栓药

心脏血管血栓病是人类致死、致残的首要原因。通过药物使已形成的血栓溶解，恢复被血栓堵塞的血管再通是治疗血栓性疾病的有效途径之一。

溶栓药物即纤溶药物、纤溶酶原激活剂，进入体内激活纤溶酶原形成纤溶酶，使纤维蛋白降解，溶解已形成的纤维蛋白血栓，同时不同程度地降解纤维蛋白原。但是纤溶药物不能溶解血小板血栓，甚至还可能激活血小板。

(1)溶栓药物分类：根据纤维蛋白选择性大致分为以下 3 类。

1)第一代纤溶药物：不具有纤维蛋白选择性，对血浆中纤维蛋白原的降解作用明显，常可致全身纤溶状态。如尿激酶(UK)，链激酶(SK)等。

表 2-3-4 常用抗凝血药物适应证、禁忌证、不良反应、药物相互作用

分类	药物举例	适应证	禁忌证	不良反应 / 注意事项	药物相互作用
维生素 K 拮抗剂	华法林	①血栓性疾病，如房颤伴附壁血栓、静脉血栓形成、外周动脉栓塞、肺栓塞等。②换瓣术（包括机械瓣）等术后抗凝治疗等。③心肌梗死的辅助用药	孕妇（有致畸作用），有出血倾向，活动性溃疡，新近手术而创口未愈，严重肝、肾功能不全者。先兆流产、高龄、酗酒、精神错乱、脊柱骨折、局部麻醉或蛛网膜下腔阻滞者	①不良反应包括致畸、流产、死胎、出血、月经过多、皮肤和软组织坏死、过敏、胃肠道反应、肝损伤、白细胞减少等。②通过影响凝血因子合成起到抗凝作用，起效慢，多于连续服药 4~5d 后达到最大疗效，停药 5~7d 后其抗凝作用才完全消失。经肝代谢，其半衰期为 44~60h，用药期间需监测 INR。与多种药物食物有相互作用，血药浓度不稳定	①与阿司匹林有协同作用，但华法林联合阿司匹林和 / 或氯吡格雷会增加出血风险，因此须密切监测。②奎尼丁、保泰松、磺吡酮、甲硝唑、西咪替丁、奥美拉唑、胺碘酮等可增强华法林的疗效，但也可能引起过量反应。③苯妥英钠、巴比妥类（诱导肝药酶）、利福平、卡马西平、口服避孕药等可降低华法林的疗效。④食物比例（富含维生素 K 的蔬菜，如菠菜、芦笋等，在饮食中的比例）宜保持相对固定；忌服中草药及茶；忌易伤运动

续表

分类	药物举例	适应证	禁忌证	不良反应 / 注意事项	药物相互作用
新型口服抗凝药	利伐沙班、达比加群、艾多沙班、阿哌沙班	利伐沙班被批准用于非瓣膜性房颤卒中预防、深静脉血栓与肺栓塞治疗与预防、髋膝关节置换术后抗凝；艾多沙班、达比加群酯被批准用于非瓣膜性房颤卒中预防、深静脉血栓与肺栓塞的防治。阿哌沙班在我国仅批准用于髋膝关节术后抗凝	①对药物或片剂中任何辅料过敏的患者；有临床明显活动性出血的患者。②伴人工机械心脏瓣膜，中重度二尖瓣狭窄(以风湿病多见)的患者。③严重肝肾功能障碍者，孕妇及儿童患者	①常见不良反应有出血和贫血、恶心、γ- 谷氨酰转肽酶升高和转氨酶升高。出血性并发症可能表现为虚弱、无力、苍白、头晕、头痛或原因不明的肿胀。②通过直接抑制凝血因子发挥抗凝作用，起效快，达峰时间多在 4h 以内，量效关系稳定，较华法林出血风险低，个体差异小，与药物 / 食物相互作用少，用药期间不需要常规监测凝血功能	①与 P- 糖蛋白抑制药(如屈奈达隆、全身用酮康唑、维拉帕米、胺碘酮、奎尼丁、克拉霉素、替格瑞洛)合用可使血药浓度升高。②与强效 CYP3A4 诱导剂(如利福平、苯妥英钠、卡马西平、苯巴比妥或圣约翰草)合用，可能使药物血药浓度降低。③与其他抗凝药、溶栓药联用，出血风险增加。④利伐沙班与食物有相互作用，同服提高生物利用度。抑酸剂与达比加群酯联用，可降低达比加群酯的血药浓度，但不影响达比加群酯的临床疗效

表 2-3-5　常用口服抗凝药物规格与用法

通用名	其他名	剂型及规格	服法
华法林钠片［典］［保］［基］	Mareven、齐普华	片剂：2.5mg/ 片（国产）；3mg/ 片（进口）	①一般起始剂量 3mg，qd，po，大于 75 岁的老年人和有出血危险者，从 2mg，qd 开始。美国指南推荐以 5mg/d 开始，可空腹或与食物同服，尽可能晚上服用。② INR 目标值：一般用于血栓栓塞性疾病，INR 控制在 2.0~3.0，PT 延长为 1.5~2.0 倍。75 岁以上老人或伴出血风险因素者可维持 INR 在 1.6~2.5
利伐沙班片［保］［基］	拜瑞妥、利尔班	片剂：10mg/ 片；15mg/ 片；20mg/ 片	非瓣膜性房颤降低血栓栓塞风险，20mg，qd，与食物同服，高龄（>75 岁）或低体重者，减量至 15mg，qd
达比加群［保］［基］	泰毕全、安尔顺	胶囊剂：75mg/ 粒；110mg/ 粒：150mg/ 粒	每次 150mg，bid，po，餐时餐后均可，80 岁以上或联用维拉帕米者，可减量至 110mg，bid。胶囊不可拆开服用
艾多沙班［保］	里先安	片剂：15mg/ 片；30mg/ 片；60mg/ 片	每次 60mg，qd，po，可与食物同服，低体重（≤ 60kg）或肾功能不全者（CrCL 15~50ml/min），减量至 30mg，qd
阿哌沙班［典］	艾乐妥	片剂：2.5mg/ 片	每次 2.5mg，bid，po

表 2-3-6　新型口服抗凝药国内获批适应证对比及抗心律失常药物对其抗凝作用影响

通用名	作用靶点	国内获批适应证				抗心律失常药相互作用			
		房颤	肺栓塞 / VTE	膝 / 髋关节置换	冠心病 / 周围血管病	维拉帕米	地尔硫䓬	胺碘酮	屈奈达隆
利伐沙班	凝血因子Ⅹa	√	√	√	√	+40%	无影响	轻度影响	禁止联用
达比加群	凝血因子Ⅱa	√	√	–	–	+1%~28% 减量使用	无影响	+12%~60% 谨慎使用	+70%~100% 禁止联用
艾多沙班	凝血因子Ⅹa	√	√	–	–	+53%	无数据	+40% 谨慎使用	+80%， 减量应用
阿哌沙班	凝血因子Ⅹa	–	–	√	–	无数据	+40%	无数据	谨慎联用

注：VTE 主要指下肢深静脉血栓。

表 2-3-7　新型口服抗凝药代谢特点与剂量调整

通用名	肾途径清除占比	肾功能异常（CrCl）			肝功能不全患者的应用	出血后的拮抗剂
		<15ml/min	15~30ml/min	30~50ml/min		
利伐沙班	35%	禁用	减量至 15mg，qd	减量至 15mg，qd	Child-Pugh B 和 C 级肝硬化患者禁用	Andexanet alfa（国内未上市）
达比加群	80%	禁用	禁用	常规用量	肝酶升高，超过 2ULN 者，不推荐应用	依达赛珠单抗
艾多沙班	50%	禁用	减量至 30mg，qd	减量至 30mg，qd	重度肝损伤者禁用，ALT/AST 超过 2ULN，或总胆红素超过 1.5ULN 者缺乏数据，谨慎使用	Andexanet alfa（国内未上市）
阿哌沙班	27%	缺乏数据	减量至 2.5mg，bid	常规用量		

注：ULN 正常值上限。

2）第二代纤溶药物：选择性作用于血栓内纤溶系统，对血液循环中凝血因子及纤维蛋白降解较少。如单链尿激酶型纤溶酶原激活剂（scu-PA）、乙酰化纤溶酶原 - 链激酶激活剂复合剂（APSAC）等。

3）第三代纤溶药物：通过基因诱导突变、重组技术，对 scu-PA 等分子结构进行修饰改造制成的突变体及嵌合体。主要特点是半衰期延长，更适合静脉推注给药，溶栓效能及特异性进一步提高。主要包括：瑞替普酶（r-PA）、泰尼普酶（TNK-tPA）、重组组织型纤溶酶原激活剂（rt-PA）、拉诺替普酶 / 兰托普酶（n-PA 等）。

（2）适应证：急性心肌梗死、急性肺栓塞、深静脉血栓形成、缺血性脑卒中、人工机械瓣堵塞、血栓性动脉闭塞、血液透析插管、中心静脉插管等。

（3）急性心肌梗死（AMI）溶栓治疗注意事项

1）再灌注治疗（包括溶栓治疗和 PCI、CABG 等）是 AMI 住院治疗的早期手段之一，其中溶栓治疗尤适用于 STEMI，其心电图表现为相邻两个或更多导联 ST 段抬高 >0.1mV，或新出现的左束支传导阻滞（LBBB）。早期给药能提高 AMI 患者的生存率，患者症状出现后 1~2h 开始给药，效果最显著。STEMI 溶栓的最佳时间窗为发病后 6h 内（获益最大，且越早越好），一般不超过发病后 12h。

2）溶栓治疗应注意其禁忌证。绝对禁忌证：①既往任何时间脑出血病史；②已知的脑血管结构异常（如动静脉畸形）；③已知的颅内恶性肿瘤（原发或转移）；④ 3 个月内缺血性卒中或短暂性脑缺血发作病史（不包括 4.5h 内急性缺血性卒中）；⑤可疑或确诊主动脉夹层；⑥活动性出血或出血素质（不包括月经来潮）；⑦ 3 个月内的严重头部闭合性创伤或面部创伤。相对禁忌证：①慢性、严重、未得到良好控制的高血压（收缩压 ≥180mmHg 或者舒张压 ≥110mmHg），需在控制血压的基础上（收缩压 <160mmHg）开始溶栓治疗；②心肺复苏胸外按压持续时间 >10min 或有创性心肺复苏操作（肋骨骨折、心包积血）；③痴呆或已知其他颅内病变；④ 3 周内创伤或进行过大手术或 4 周内发生过内脏出血；⑤ 2 周内不能压迫止血部位的大血管穿刺；⑥感染性心内膜炎；⑦妊娠；⑧活动性消化性溃疡；⑨终末期肿瘤或严重肝肾疾病；⑩正在使用抗凝药物。

3）因其禁忌证较多，故现在更提倡行直接 PCI。但在发病 3h 内溶栓，其临床疗效与直接 PCI 相当。发病 3~12h 溶栓，溶栓疗效不如直接 PCI，但仍能获益。发病 12~24h，若仍有持续或间断的缺血症状和心电图 2 个以上导联持续 ST 段抬高，溶栓仍然有效。

(4) 不良反应

1) 出血：是溶栓药物最主要的不良反应，尤其是颅内出血(0.9%~1.0%)和内脏器官出血(如消化道出血)，一旦发生则死亡率明显增加，预后较差。对于 STEMI 患者，应首先评估其是否具有出血的高危因素，可应用 CRUSADE 评分，决定是否接受溶栓治疗，以及明确抗栓、抗凝力度。高龄、低体重、女性、既往脑血管病病史、入院时血压升高是颅内出血的主要危险因素。

2) 过敏反应：皮疹、寒战、发热，多见于链激酶及 APSAC 输注过程中，发生后可以静脉使用糖皮质激素以缓解症状。

3) 再灌注性心律失常：为溶栓后血管再通时血液再灌注对心肌的损伤。可以表现为各种类型的心律失常，最典型的为室性非阵发性心动过速，也可以表现为原有房室传导阻滞的消失。多数再灌注性心律失常呈良性过程，不需要进行临床特殊处理。

另外，血栓性疾病大多危险程度较高，溶栓药物(即纤溶药物)禁忌证及不良反应较多，且主要通过静脉给药，故临床溶栓治疗需住院进行，门诊甚少使用，故本书介绍较简略。不同溶栓药物的比较见表 2-3-8。

表 2-3-8 不同溶栓药物的比较

溶栓药物	常规剂量	纤维蛋白原消耗	90min 再通率	TIMI 3 级血流	特点
尿激酶[典][保][基]	150 万 U，静脉滴注 30min	明显	53%	28%	非特异性纤溶酶原激活剂，出血风险高，再通率低，非首选
阿替普酶[保](爱通立)	先静脉注射 15mg，然后以 0.75mg/kg 持续静脉滴注 30min，继续以 0.5mg/kg 持续静脉滴注 60min	轻度	75%	54%	第二代溶栓药，纤维蛋白特异性纤溶酶原激活剂
瑞替普酶[保](瑞通立)	单次剂量 18mg，给药 2 次，每次静脉注射时间>2min，2 次相隔 30min	中度	84%	60%	第三代溶栓药，给药较阿替普酶更方便，提高了溶栓速度与效果

续表

溶栓药物	常规剂量	纤维蛋白原消耗	90min 再通率	TIMI 3 级血流	特点
替奈普酶［保］（铭复乐）	16mg 药物溶于 3ml 灭菌注射液用水中，混匀后静脉注射，注射时间 5~10s	极小	85%	63%	第三代溶栓药，给药方便
尿激酶原［保］（普佑克）	前 3min 静脉注射 20mg，随后 30mg 溶解后静脉滴注 30min	极少	78.5%	60.8%	第三代溶栓药，可冠状动脉内给药，靶向溶栓

第四节　改善预后或控制危险因素的药物

改善预后或控制危险因素的药物主要包括抗血小板药物、他汀类等降胆固醇药物、β 受体阻滞剂和血管紧张素转化酶抑制剂（ACEI）或血管紧张素Ⅱ受体阻滞剂（ARB）等。

1. 抗血小板药物

见本章第三节。

2. 血管紧张素转化酶抑制剂（ACEI）/ 血管紧张素Ⅱ受体阻滞剂（ARB）

此类药物具有扩张血管、降低高血压、改善内皮功能、减少心肌氧耗、改善心室重构和心功能等作用，对于合并心力衰竭、左心室功能不全（LVEF ≤ 40% 或肺淤血）、高血压、糖尿病（或慢性肾病）的 STEMI 及 UA/NSTEMI 患者，只要无禁忌证，应尽早并长期应用 ACEI 或 ARB、ARNI（常用药物见第一章 高血压常用西药）。

3. 调血脂药

CCS 患者属于极高危动脉粥样硬化性心血管疾病（ASCVD）。低密度脂蛋白胆固醇（LDL-C）是首要的血脂干预靶点，非高密度脂蛋白胆固醇、载脂蛋白 B、甘油三酯、脂蛋白（a）等其他血脂水平也与预后相关。CCS 患者降低 LDL-C 的靶目标为<1.8mmol/L 且较基线降低幅度>50%，即血脂双达标。对于评估为超高危 ASCVD 的冠心病患者，其 LDL-C 靶目标为<1.4mmol/L 且较基线降低幅度>50%，需强调的是，LDL-C 较基线降低幅度>50% 是动脉粥样硬化斑块逆转的前提，可进一步降低 MACE 风险。推荐中等强度他汀作为降脂的起始治疗，并长期维持；他汀联合非他汀类降脂治疗药物（如胆固醇吸收抑制剂、前蛋白转化酶枯草溶菌素 9〈PCSK9〉抑制剂）是血脂异常干预策略的基本趋势，主要目的是提高血脂双达标率，进一步降低 ASCVD 风险，减少不良反应发生（详见第五章　血脂异常常用西药）。

4. 降压药

基本目标：通过生活方式改变及使用降压药物，将血压控制在 140/90mmHg 以下，对于糖尿病及慢性肾病患者，应控制在 130/80mmHg 以下。选择降压药物时，应优先考虑 β 受体阻滞剂和 / 或 ACEI/ARB/ARNI。中年人的常规收缩压下降 10mmHg（或舒张压下降 5mmHg）可减少 50%~60% 的脑卒中病死率及 40%~50% 的冠心病或其他血管病因的病死率，但应注意，舒张压不宜过低（详见第一章　高血压常用西药）。

5. 降糖药

糖尿病合并冠心病慢性稳定型心绞痛患者应立即开始纠正生活习惯，并使用降糖药物治疗，使糖化血红蛋白（HbA_{1c}）在正常范围（≤6.5%），同时应对合并存在的其他危险因素进行积极干预。来自随机对照试验（RCT）的数据表明，在有心血管疾病或极高危 / 高危心血管风险的患者中使用钠 - 葡萄糖共转运蛋白 2 抑制剂（SGLT2i）或胰高糖素样肽 -1 受体激动剂（GLP-1RA），可显示出心血管获益（详见六章　糖尿病常用西药）。

6. 叶酸及维生素 B_6、维生素 B_{12}

高同型半胱氨酸血症是动脉粥样硬化和冠心病的独立危险因素之一，与冠心病、外周血管病、颈动脉疾病的风险相关，通常是由缺乏维生素 B_6、维生素 B_{12} 和叶酸所致。补充这些维生素可以降低已升高的同型半胱氨酸水平，但其治疗价值并未在临床研究中得到证实。

7. 抗炎治疗

残余炎症风险是冠心病主要不良事件的独立预测因素，国外研究中多将高敏C反应蛋白>2.0mg/L作为残余炎症风险增高的标准，但此标准是否适合中国冠心病患者仍有争议。对于其他危险因素未充分控制或经优化治疗后仍有不良心血管事件复发的患者，可考虑用低剂量秋水仙碱进行抗炎治疗。

第三章

心律失常常用西药

第一节　心律失常概述

心律失常是指心脏起搏和传导功能紊乱而发生的心脏节律、频率或激动顺序异常。主要表现为心动过速、心动过缓、心律不齐和心脏停搏，心室停搏或颤动是心搏骤停的主要表现形式，是心脏性猝死的重要原因。

心律失常的治疗方法包括药物、刺激迷走神经、电复律和电除颤、射频导管消融、人工心脏起搏及外科治疗等。目前，药物治疗仍然是心律失常治疗的基本手段。

1. 心律失常的分类

心律失常按其发生原理可分为冲动起源异常和冲动传导异常两大类。

第一类：冲动起源异常

(1) 冲动自窦房结发出：①窦性心动过速；②窦性心动过缓；③窦性心律不齐；④窦性停搏。

(2) 冲动自异位节律点发出

1) 被动性异位心律：①房性逸搏及心房自搏心律；②房室交界性逸搏及房室交界性自搏心律；③室性逸搏及心室自搏心律。

2) 主动性异位心律：①期前收缩（分为窦房结性、房性、房室交界性、室性）；②阵发性心动过速（分为室上性和室性）；③非阵发性心动过速（分为房性、房室交界性和室性）；④扑动（分为心房扑动和心室扑动）；⑤颤动（分为心房颤动和心室颤动）。

第二类：冲动传导异常

(1)干扰及干扰房室分离

(2)心脏传导阻滞

1)窦房传导阻滞。

2)房内及房间传导阻滞。

3)房室传导阻滞:①Ⅰ度房室传导阻滞(P-R间期延长);②Ⅱ度房室传导阻滞(不完全性房室传导阻滞);③Ⅲ度房室传导阻滞。

4)室内传导阻滞:①左束支阻滞(不完全性、完全性);②右束支阻滞(不完全性、完全性);③分支阻滞(左前分支阻滞、左后分支阻滞)。

(3)各种异常旁路参与传导:如预激综合征。

此外,还有冲动起源异常与冲动传导异常并存的情况,如反复心律和并行心律等。特殊患者还应考虑到人工心脏起搏参与的心律,不同模式起搏器所具有的时间周期、起搏、感知与自身心律的相互影响等。

2. 心律失常的诊断

心律失常的诊断应依据患者的病史、体格检查和必要的心电图检查(主要依靠体表心电图)。其他诊断和评估方法还有心脏电生理检查、运动试验和直立倾斜试验等。对于特殊患者,基因检测也是重要的诊断方法。其中,常规体表心电图是诊断心律失常最简便、廉价、准确的方法。有创心脏电生理检查被公认为大多数快速型心律失常诊断的"金标准"。

3. 心律失常的药物治疗原则

(1)治疗心律失常的关键是病因治疗和诱因去除。在此基础上给予抗心律失常治疗。

(2)抗心律失常治疗的目的:药物治疗不应都以消灭或减少心律失常为主要目标,主要是缓解症状或减少心律失常对心功能和心肌缺血的影响,并且重视药物的安全性。应当控制危及生命的心律失常,维持正常血液循环状态,预防猝死。

(3)选择抗心律失常方法应个体化:根据心律失常的类型、是否合并器质性心脏疾病、是否存在症状,对血流动力学的影响,以及权衡抗心律失常治疗的利弊来选用药物。

1)良性心律失常:见于无器质性病变患者,常由自主神经功能失衡等导致。无明显血流动力学影响、无症状、发作不频繁者,通常不需要应用抗心律失常药物；无明显血流动力学影响，但自觉症状明显者，在经病因、诱因治疗无效后，可考虑采用抗心律失常治疗。长期慢性治疗应当多考虑抗心律失常药物的安全性及与基础疾病药物治疗的协同性。

2）潜在恶性心律失常：多见于器质性心脏病患者，但无活动性心肌炎、缺血、损伤和明显血流动力学障碍，应以病因治疗为主，适当辅以抗心律失常药物。

3）恶性心律失常：多为严重或致命性心律失常，常有血流动力学障碍，应立即采取强有力的抗心律失常措施及对因、对症治疗，此时更应注重药物有效性。

（4）协调药物治疗与非药物治疗：符合非药物治疗适应证者，应根据指南进行推荐，药物可与非药物治疗配合使用，进一步改善患者临床症状。

4. 抗心律失常药物的致心律失常作用

应用抗心律失常药物，引起原有的心律失常恶化或诱发新的心律失常，称为致心律失常作用。

循证医学证据表明，任何抗心律失常药物均可能存在致心律失常作用，所用药物的剂量或血药浓度低于中毒水平，以区别于药物中毒或过量导致的各种心律失常。确定促心律失常作用前需排除自身心律失常的恶化，以便确定停药或是加药。

促心律失常作用可发生于窦房结、心房、房室结及心室水平，其中心室水平尤其常见，并可能导致致命性的恶性室性心律失常。

（1）新出现的持续性心律失常

1）快速心律：尖端扭转型室性心动过速，Q-T 间期延长；多形性室性心动过速，Q-T 间期正常；心室颤动（简称室颤）；持续性单形性室性心动过速，间歇性发作；持续性单形性室性心动过速，不间断性；房扑，1∶1 房室传导。

2）心动过缓及传导障碍：窦房结功能低下；房室传导阻滞；明显的 QRS 增宽。

（2）原有心律失常恶化：非持续性转变为持续性。心动过速频率加快。抗心律失常药物主要用于快速型心律失常，目的是终止快速型心律失常的发作及预防其再发。故本部分重点介绍抗快速型心律失常药物。

5. 心律失常的非药物治疗

(1)反射性兴奋迷走神经方法(压迫眼球、按摩颈动脉窦、捏鼻用力呼气和屏气)可终止多数阵发性室上性心动过速(简称室上速),可在药物治疗前或同时采用。

(2)电复律及电除颤疗效迅速,对于血流动力学不稳定的各种快速室上性和室性心律失常,电复律为首选治疗方式,但不能防止复发。

(3)心脏起搏器是治疗缓慢型心律失常的唯一可靠方法,用于治疗症状性心动过缓。

(4)植入型心律转复除颤器(ICD),可有效降低心脏性猝死(SCD)的死亡率,疗效显著优于抗心律失常药物。

(5)经导管消融术对预激综合征或房室结折返性心动过速、房室折返性心动过速、房扑、房性心动过速等的治疗成功率高,已成为反复发作者的首选治疗方法。

6. 抗心律失常的药物分类

抗心律失常药物能够改变心脏电学特性,主要机制包括延长心脏动作电位,减慢传导速率,降低局部自律性等,药物作用的受体在心房肌和心室肌广泛分布,故易导致副作用发生。目前大部分抗心律失常药物由多种效应机制共同作用,本书根据其主要的作用机制和电生理效应,以 Vaughan Williams 分类为基础,参考《抗心律失常药物临床应用中国专家共识》,对药物进行分类介绍。

研究表明,上游靶向调节剂(包括 ACEI、ARB、ω-3 脂肪酸、他汀类药物)可减轻电生理和结构重构,减少折返趋势,潜在抑制心律失常产生机制,减少心律失常发生,药物内容见相关章节。

第二节　抗快速型心律失常常用药物及分类

抗快速型心律失常药物分类见表 3-2-1,常用抗快速型心律失常药物见表 3-2-2,常用口服抗快速型心律失常药物临床应用参数见表 3-2-3。

表 3-2-1　抗快速型心律失常药物分类(改良 Vaughan Williams 分类法)

类别	作用靶点	代表药物	自律性	传导性	Q-T间期	旁道作用	心室收缩力	抗心律失常谱		心外作用	致心律失常
								室上性	室性		
Ⅰa	阻滞 I_{Na} ++(中等钠通道阻滞剂)	奎尼丁、丙吡胺、普鲁卡因胺	↓	↓	→	↓	↓	+	+	抑制迷走神经	室性期前收缩,尖端扭转型室性心动过速
Ⅰb	阻滞 I_{Na} +(弱钠通道阻滞剂)	利多卡因、苯妥英钠、美西律	↓	↑	←	–	↓	–	+	抑制迷走神经	室速
Ⅰc	阻滞 I_{Na} +++(强效钠通道阻滞剂)	氟卡尼、普罗帕酮、莫雷西嗪	↓	±	±	↓	↓	+	+	抑制迷走神经	室颤,室速
Ⅱ	阻断 β_1 受体	比索洛尔、美托洛尔、艾司洛尔	↓	↓	–	–	↓	+	+	降血压	心动过缓,传导阻滞
	阻断 β_1、β_2 受体	纳多洛尔、普萘洛尔、索他洛尔	↓	↓	–	–	↓	+	+	抗交感神经	心动过缓,传导阻滞
Ⅲ	阻滞 I_{Kr}	多非利特、索他洛尔、伊布利特、尼非卡兰	–	–	→→	↓	±	+	+	抑制交感神经	尖端扭转型室性心动过速,心动过缓
	阻滞 I_{Kr}、I_{Ks}	胺碘酮、盐酸决奈达隆	↓	↓	→→	↓	–	+	+	扩张冠状动脉	尖端扭转型室性心动过速,窦性心动过缓
Ⅳ	阻滞 I_{Ca-L}	维拉帕米、地尔硫䓬	↓	↓	→	↑	↓	+	–	扩张冠状动脉	心动过缓

续表

类别	作用靶点	代表药物	自律性	传导性	Q-T间期	旁道作用	心室收缩力	抗心律失常谱		心外作用	致心律失常
								室上性	室性		
其他	阻滞 If 起搏电流	伊伐布雷定	↓	–	–	–	–	+	–	–	心动过缓
	激活 A_1，开放 I_K	腺苷	↓	↓	→	↑	↓	+	–	扩张血管	房性期前收缩、室性期前收缩、房扑、心动过缓
	阻滞 Na^+/K^+ 泵	地高辛	–	↓	–	↑	↑	+	–	刺激迷走神经	房性期前收缩、室性期前收缩、室速、心动过缓等

注：↓降低，↑增加，→延长，←缩短，+ 有作用，– 作用不确定或无作用，± 研究结果不一致。

表 3-2-2 常用抗快速型心律失常药物一览表

类别	名称	可能机制	适应证	禁忌证	不良反应	作用特点及注意事项
Ⅰa 类	奎尼丁[典][保]	降低异位心室/心房自律性，延长不应期，减慢旁路传导，降低折返发生率	室上速，房颤复发，室速，室颤，包括长 Q-T 间期综合征（SQTS）和 Brugada 综合征	①室性快速型心律失常伴有 Q-T 间期延长或由 Q-T 间期延长引起。②充血性心力衰竭。③病态窦房结综合征，Ⅱ度、Ⅲ度房室传导阻滞，束支传导阻滞。④血小板减少、肌无力，肝衰竭	低血压、腹泻、呕吐、耳鸣、发热、皮疹、血管性水肿、血小板减少、粒细胞减少、晕厥等	因其严重不良反应，目前已较少应用，偶用于其他药物治疗无效的严重快速型心律失常，应用时监测 QRS 间期与 Q-T 间期

续表

类别	名称	可能机制	适应证	禁忌证	不良反应	作用特点及注意事项
Ⅰb类	利多卡因[典][保][基]、美西律[典][保][基]	降低异位心室自律性,减少延迟后除极相关触发活动,减少折返	室性快速型心律失常,特别是心肌梗死后	①对本药过敏。②阿-斯综合征,预激综合征,严重心脏传导阻滞(包括窦房传导阻滞、房室传导阻滞、室内传导阻滞)	作用于神经系统,可引起嗜睡、感觉异常、肌肉震颤、惊厥、呼吸抑制等	对心脏传导系统影响较小,可用于病态窦房结患者
Ⅰc类	普罗帕酮[典][保][基]	降低异位心室自律性,减少延迟后除极相关触发活动,减少折返,减慢传导,抑制旁路传导	室上性快速型心律失常(包括旁路参与),无结构性心脏病且对其他治疗无效的室性快速型心律失常,儿茶酚胺敏感性多形性室性心动过速	严重心力衰竭、心动过缓、传导阻滞、低血压及心源性休克等禁用。心肌缺血、心功能不全和传导障碍相对禁忌或慎用	加快房扑患者心室反应,室内传导障碍加重,QRS波增宽,出现负性肌力作用,诱发或使原有心力衰竭加重等。另有恶心呕吐、便秘、舌干、口唇发麻、头晕目眩等症状,减药或停药可消失	抗心律失常谱广,对旁道有抑制作用,侧重于治疗室上性心律失常,心脏相关副作用大,心外副作用小
Ⅱ类	美托洛尔[典][保][基]、比索洛尔[典][保][基]	降低窦房结、房室结、异位心房、异位心室自律性,降低早期和延迟后除极相关触发活动,减少折返	窦性心动过速、室上性快速型心律失常,房颤的心率控制,室性快速型心律失常,长QT综合征(LQTS),儿茶酚胺敏感性多形性室性心动过速	禁用于心源性休克、急性失代偿性心力衰竭,Ⅱ度及以上房室传导阻滞,慎用于哮喘等,详见降压药章节相关内容	详见降压药章节相关内容	抗心律失常谱广,治疗作用相对弱但安全性高,是恶性心律失常预防和治疗的优选药物

续表

类别	名称	可能机制	适应证	禁忌证	不良反应	作用特点及注意事项
Ⅲ类	胺碘酮［典］［保］［基］	延长动作电位恢复时间，延长不应期，降低折返，减慢窦房结频率和房室传导	主要用于合并器质性心脏病(包括心力衰竭)患者的心律失常，或其他抗心律失常药物治疗无效的情况，包括：室速、室颤、室性期前收缩，室上性快速型心律失常。伴预激综合征的快速型心律失常；房颤伴房室旁路传导。房颤、房扑的转律和窦性心律维持	①甲状腺功能异常病史、碘过敏。②Ⅱ度及以上房室传导阻滞，双束支传导阻滞(除非已有起搏器)；病态窦房结综合征。③妊娠和哺乳期。④窦性心动过缓；长Q-T间期综合征慎用。⑤低血压；肝功能不全；肺功能不全；严重充血性心力衰竭；心脏明显增大者，尤以心肌病者慎用	①低血压(往往与静脉注射过快有关)和心动过缓。静脉滴注可能引起静脉炎。②甲状腺功能改变(甲状腺功能亢进或甲状腺功能减退)，可能与含碘量高有关。③消化系统反应包括恶心、食欲下降、便秘；肝损伤等。④肺毒性，引起肺纤维化、机化性肺炎(胸片)。⑤皮肤蓝灰色改变(面部、眼周最常见)，日光过敏，角膜色素沉着(但不影响视力)。⑥长Q-T间期(非停药指征)，尖端扭转型室性心动过速(少见)	①抗心律失常谱广，治疗作用强，侧重于室性心律失常，心外副作用大。②目前治疗冠心病等器质性心脏病或心功能不全伴潜在恶性和恶性心律失常的首选药物。③服药期间心率<55次/min时应停药。控制Q-T间期延长不超过用药前的1/4或QTc<0.5s。④用药前查血电解质、胸部X线；服药期间随访血钾、心电图(Q-T间期)、肝功能、甲状腺功能、肺功能、肺部X线、眼科、病情和体格检查等

续表

类别	名称	可能机制	适应证	禁忌证	不良反应	作用特点及注意事项
Ⅲ类	盐酸决奈达隆	作用机制与胺碘酮相似，对心房作用大于心室	房颤、房扑患者的窦性心律维持	① Q-T间期延长或联合应用导致Q-T间期延长的药物。②联合应用CYP3A4强抑制剂。③合并严重肝损伤。④合并严重心动过缓，Ⅱ度及以上房室传导阻滞，病态窦房结综合征	胃肠道症状(腹泻、恶心、呕吐等)、Q-T间期延长、肝损伤等	①抗心律失常作用与胺碘酮类似，但副作用较胺碘酮低，无甲状腺毒性。②不建议应用于合并射血分数降低的心力衰竭患者，也不建议用于永久房颤患者的心室率控制。③用药期间维持正常血钾、血镁水平；监测肝功能、Q-T间期
	索他洛尔［典］［保］［基］	延长动作电位恢复时间不应期，降低折返趋势	室速、室颤、室性期前收缩，室上性快速型心律失常。伴预激综合征的快速型心律失常；房颤伴房室旁路传导。房颤、房扑患者的窦性心律维持	①基线Q-T间期延长。②心源性休克；未经控制的失代偿性心力衰竭。③支气管哮喘发作期。④心动过缓，Ⅱ度及以上房室传导阻滞，病态窦房结综合征	疲劳，心动过缓，呼吸困难，致心律失常，虚弱，头晕等	①用药期间监测Q-T间期，QTc ≥ 0.55s时应考虑减量或暂时停药。②肾功能不全、高龄患者酌情减量

续表

类别	名称	可能机制	适应证	禁忌证	不良反应	作用特点及注意事项
Ⅲ类	伊布利特[保][基]	机制同索他洛尔，对心房肌作用强	房扑、房颤患者的转复，包括合并预激综合征患者	①药物过敏史。②多形性室性心动过速病史。③未置入起搏器的病窦、Ⅱ度及以上房室传导阻滞。④ Q-T 间期 > 0.44s。⑤慎用于射血分数减低及 ACS、严重肝肾功能障碍患者	Q-T 间期延长，多形性室性心动过速，室性期前收缩，低血压，缓慢性心律失常；恶心呕吐，发热、腹泻、眩晕等	①起效快，转复率高，常用于射频消融术中房颤转复。②用药时血钾应 ≥ 4.0mmol/L。③给药后需心电监护 6h，监测 Q-T 间期、QRS 波宽度
Ⅳ类	维拉帕米[典][保][基]	降低房室结传导，终止折返，减少降低早期和延迟后除极相关触发活动	无结构性心脏病的室上性心律失常和室速患者，房颤患者的心率控制	详见降压药章节相关内容	详见降压药章节相关内容	①静脉滴注速度不能过快，否则可引起血压降低、心动过缓及传导阻滞等不良反应。②老年人，尤其是合并心力衰竭、血压偏低、病态窦房结者不宜使用。③避免与β受体阻滞剂、胺碘酮、地高辛等药合用。④预激综合征，预激伴室上速、房颤、房扑者慎用或禁用
	地尔硫䓬[典][保][基]					

续表

类别	名称	可能机制	适应证	禁忌证	不良反应	作用特点及注意事项
其他	腺苷[典]	降低窦房结自律性，降低房室结传导，终止折返；减少早期和延迟后除极相关触发活动	终止房室结相关心动过速。部分房性心动过速和右心室流出道特发性室速	禁用于窦房结功能障碍，房室传导阻滞和高反应性气道疾病	常有颜面潮红、头痛、恶心、呕吐、咳嗽、胸闷、胸痛等副作用，但均在数分钟内消失。严重的副作用有窦性停搏、房室传导阻滞	①静脉制剂 1~2s 快速静脉推注，忌稀释，即刻起效，半衰期 10s 左右。②出现心动过缓和心脏停搏可予心脏按压
	地高辛[典][保][基]	抑制副交感神经 Na^+-K^+-ATP 酶，增强副交感神经活性，降低交感神经兴奋性，延缓房室传导	控制房扑、房颤患者的心室率，终止室上速，尤其是合并心功能不全者	禁用于预激综合征合并房颤、房扑、房室传导阻滞、窦房结功能障碍、肥厚性梗阻型心肌病、室速、室颤、心肌梗死急性期、缩窄性心包炎、二尖瓣狭窄者。慎用于肾功能不全，低钾、低镁、高钙、心肌淀粉样变患者	①心律失常；②纳差、恶心、呕吐、乏力；③视物模糊，黄视、绿视；④嗜睡、头痛、皮疹等	①代谢个体差异大，治疗窗窄，中毒浓度>2ng/ml，可出现各种心律失常，立即停药。②禁止与钙注射剂合用
	伊伐布雷定[保][基]	降低窦房结自律性	稳定型心绞痛和心率 ≥ 70 次 /min 的慢性心力衰竭；心动过速	①过敏。②低血压、心源性休克、急性心肌梗死、不稳定型心绞痛、急性心力衰竭。③病态窦房结综合征，窦房传导阻滞，Ⅲ度房室传导阻滞。④起搏器依赖、重度肝功能不全	幻视、心动过缓、房颤等	①治疗期间监测心率。②不推荐用于房颤、室上速及窦房结功能受影响的心律失常患者

表 3-2-3 常用口服抗快速型心律失常药物临床应用参数

类别	通用名	其他名	规格	口服用药		达峰时间	半衰期	代谢途径	妊娠分级
				负荷量	维持量				
Ⅰa 类	奎尼丁［典］［保］	—	200mg/ 片	800~100mg	300~600mg，q6h	1.5~3h	5~9h	肝	C
Ⅰb 类	美西律［典］［保］［基］	寿堂、慢心律、脉律定	50mg/ 片；100mg/ 片	400~600mg	150~300mg，q8~12h	2~4h	10~17h	肝	C
Ⅰc 类	普罗帕酮［典］［保］［基］	心律平、悦复隆	50mg/ 片；150mg/ 片	450~900mg	150~300mg，q8~12h	1~3h	5~8h	肝	C
Ⅱ类	美托洛尔［典］［保］［基］	倍他乐克	25mg/ 片；50mg/ 片	—	25~50mg，bid/tid	1~2h	3~5h	肝	C
	比索洛尔［典］［保］［基］	康忻、博苏	2.5mg/ 片；5mg/ 片	—	2.5~10mg，qd	3~4h	10~12h	肝肾	C
Ⅲ类	胺碘酮［典］［保］［基］	可达龙	200mg/ 片	600~1 000mg/d，持续 7~14d	100~400mg，qd	—	56d	肾	D
	盐酸决奈达隆	迈达龙	400mg/ 片	—	400mg，q12h	3~4h	13~19h	肝	X
	索他洛尔［典］［保］［基］	济迪、伟特	40mg/ 片；80mg/ 片	—	80~240mg，q12h	2.5~4h	12h	肾	B
Ⅳ类	维拉帕米［典］［保］［基］	盖衡、异博定、诺富生	40mg/ 片；120mg/ 片；240mg/ 片	—	80~120mg，tid/qid；缓释片 240mg，qd/bid	1~2h	3~8h	肝	C
	盐酸地尔硫䓬［典］［保］	合心爽、合贝爽、恬尔新、迪尔松	30mg/ 片；90mg/ 片	—	80~120mg，tid/qid；缓释片 90mg，qd/bid	2~3h	3.5h	肝	C
其他	地高辛［典］［保］［基］	可力	0.25mg/ 片	0.02~0.035mg/kg	0.125~0.5mg，qd	1~3h	1.5~2d	肾	C
	伊伐布雷定［保］［基］	可兰特	5mg/ 片；7.5mg/ 片	—	2.5~7.5mg，bid	1h	11h	肝	D

第三节　抗心律失常药物的联合与药物相互作用

抗心律失常药物的联合与药物相互作用详见表 3-3-1。

表 3-3-1　抗心律失常药物的联合与药物相互作用

药物	联合用药	结果
奎尼丁	地高辛	增加地高辛血药浓度
	Ⅰc 类抗心律失常药、β 受体阻滞剂	谨慎联用，负性肌力作用明显，传导减慢，出现低血压
	维拉帕米	增加奎尼丁血药浓度，负性肌力作用增加
	Ⅲ类抗心律失常药	尖端扭转型室性心动过速风险增加
	华法林	增强抗凝作用
	西咪替丁	增加奎尼丁血药浓度
	巴比妥、利福平等酶诱导剂	降低奎尼丁血药浓度
利多卡因	西咪替丁、β 受体阻滞剂	增加利多卡因血药浓度
	巴比妥、利福平等酶诱导剂	降低利多卡因血药浓度
美西律	奎尼丁、普萘洛尔、胺碘酮	可以联用
	巴比妥、利福平等酶诱导剂	降低美西律血药浓度
普罗帕酮	华法林	增强抗凝作用
	普萘洛尔、美托洛尔	增加普萘洛尔、美托洛尔血药浓度
美托洛尔	非二氢吡啶类钙通道阻滞剂	谨慎联用，易导致心动过缓、传导阻滞
	胺碘酮	谨慎联用，易导致心动过缓
胺碘酮	华法林	延迟华法林代谢，增强抗凝作用
	达比加群、艾多沙班	增加达比加群、艾多沙班血药浓度
	Ⅰa、Ⅲ类抗心律失常药物、莫西沙星、西沙比利	尖端扭转型室性心动过速风险增加
伊布利特	地高辛、钙通道阻滞剂、β 受体阻滞剂、硫酸镁	对安全性、有效性没有影响
	普罗帕酮	易导致心力衰竭加重、缓慢性心律失常发生，不推荐联用
	胺碘酮等延长 Q-T 间期药物	谨慎联用，尖端扭转型室性心动过速风险增加，需监测 Q-T 间期

续表

药物	联合用药	结果
索他洛尔	非二氢吡啶类钙通道阻滞剂	谨慎联用，加重传导障碍，负性肌力作用
	胺碘酮、I 类抗心律失常药、三环抗抑郁药	谨慎联用，增加尖端扭转型室性心动过速风险
盐酸决奈达隆	地高辛、β 受体阻滞剂	增加地高辛、β 受体阻滞剂血药浓度
	华法林、新型口服抗凝药	增强抗凝作用
地高辛	盐酸决奈达隆、索他洛尔、胺碘酮、普罗帕酮、维拉帕米	增加地高辛血药浓度
伊伐布雷定	奎尼丁、索他洛尔、伊布利特、胺碘酮及延长 Q-T 间期的非心血管类药物	导致 Q-T 间期延长，避免联用
	唑类抗真菌药、大环内酯类抗生素、HIV 蛋白酶抑制剂	增加伊伐布雷定血药浓度，禁止联用

第四节　不同类型心律失常的药物选择

不同类型心律失常的药物选择见表 3-4-1。

表 3-4-1　不同类型心律失常的药物选择

类型		选用药物
室上性快速型心律失常	窦性心动过速	首选 β 受体阻滞剂或伊伐布雷定，单药疗效不佳时可联合，不合并心力衰竭者可选用维拉帕米或地尔硫䓬
	房性期前收缩	症状十分明显可考虑 β 受体阻滞剂。无器质性心脏病，不能使用 β 受体阻滞剂者，可选用普罗帕酮、索他洛尔；合并器质性心脏病者，症状严重时可用胺碘酮
	房性心动过速	①发作时选用 β 受体阻滞剂、腺苷，无低血压与心力衰竭，可用维拉帕米或地尔硫䓬静脉注射。上述无效，可用胺碘酮、普罗帕酮、伊布利特。血流动力学不稳定或药物治疗无效者，可采用直流电复律。②反复发作的局灶性或大折返房性心动过速，无休息发作或合并心动过速性心肌病，推荐导管消融。不愿或不能消融者，可选用 β 受体阻滞剂，或非二氢吡啶钙通道阻滞剂。上述措施无效，无器质性心脏病者应用普罗帕酮，有器质性心脏病者应用胺碘酮

续表

<table>
<tr><th colspan="3">类型</th><th>选用药物</th></tr>
<tr><td rowspan="3">室上性快速型心律失常</td><td colspan="2">室上速</td><td>①血流动力学不稳定：推荐电复律。②血流动力学稳定，用刺激迷走神经的手法。③迷走神经刺激无效可应用腺苷或腺苷三磷酸静脉快速推注，往往在 10~40s 能终止心动过速。④药物治疗未转复，可经食管快速心房起搏法、电复律，或静脉推注维拉帕米、普罗帕酮、地尔硫䓬、艾司洛尔，室上速终止则立即停药</td></tr>
<tr><td colspan="2">房颤</td><td>①控制心室率：永久性房颤一般需用药物控制心室率。地高辛和 β 受体阻滞剂是常用药物。必要时二药可以合用。上述药物控制不满意者可换用地尔硫䓬或维拉帕米。个别难治者也可选用胺碘酮或行射频消融术改良房室结。②心律转复及窦性心律维持：有药物和电复律 2 种方法。药物转复常用Ⅰc 及Ⅲ类抗心律失常药，包括胺碘酮、普罗帕酮等，一般用分次口服的方法。静脉给予普罗帕酮、伊布利特、多非利特、胺碘酮终止房颤也有效。心功能不全患者首选胺碘酮，无器质性心脏病者可首选Ⅰc 类药。心律转复后要用药维持窦性心律，此时可继续使用普罗帕酮、胺碘酮、屈奈达隆、索他洛尔等各有效药物维持量。偶发的房颤不需维持用药，可选择射频消融术进行治疗。③房颤血栓栓塞并发症的预防：抗血栓药物，肝素、华法林、阿司匹林等</td></tr>
<tr><td colspan="2">房扑</td><td>药物治疗原则与房颤相同。射频消融术是Ⅰ型房扑的首选治疗方法，成功率达到 83%~96%</td></tr>
<tr><td rowspan="3">室性心律失常</td><td colspan="2">室性期前收缩</td><td>①不伴器质性心脏病者一般不支持常规治疗。对有精神紧张和焦虑者可使用镇静剂或小剂量 β 受体阻滞剂，对某些室性期前收缩多、心理压力大且暂时无法解决者，可短时间使用Ⅰb 或Ⅰc 类药物（如美西律或普罗帕酮）。②伴有器质性心脏病者，β 受体阻滞剂作为起始和基础治疗。胺碘酮适用于心功能不全患者及复杂室性期前收缩。在非心肌梗死的器质性心脏病患者中，普罗帕酮、美西律是有效且比较安全的</td></tr>
<tr><td rowspan="2">室性心动速</td><td>非持续性</td><td>发生于器质性心脏病患者的非持续性室速很可能是恶性室性心律失常的先兆。治疗主要针对病因和诱因，在此基础上应用 β 受体阻滞剂，有助于改善症状和预后。对于上述治疗措施效果不佳且室速发作频繁、症状明显者可以按室性期前收缩应用抗心律失常药预防或减少发作</td></tr>
<tr><td>持续性</td><td>发生于器质性心脏病患者的持续性室速多预后不良，容易引起心脏性猝死。
①终止室速：有血流动力学障碍者立即同步电复律，情况紧急（如发生晕厥、多形性室性心动过速或恶化为室颤）也可非同步转复。药物复律需静脉给药。常用利多卡因，但效果欠佳。胺碘酮静脉用药安全有效。心功能正常者也可使用普罗帕酮。多形性室性心动过速而 Q-T 间期正常者，先静脉给予 β 受体阻滞剂，常用美托洛尔 5~10mg 稀释后在心电监护下缓慢静脉推注，室速终止立即停止给药。</td></tr>
</table>

续表

类型			选用药物
室性心律失常	室性心动速	持续性	β受体阻滞剂无效者，再使用利多卡因或胺碘酮。药物治疗无效应予电复律。②预防复发：可排除急性心肌梗死、电解质紊乱或药物等可逆性或一过性因素所致的持续性室速是ICD的明确适应证。无条件安置ICD的患者可予胺碘酮，单用胺碘酮无效或疗效不满意者可合用β受体阻滞剂，β受体阻滞剂从小剂量开始，注意避免心动过缓。心功能正常者也可选用索他洛尔或普罗帕酮
		特发性（非器质性）	①发作时的治疗：对起源于右心室流出道的特发性室速可选用维拉帕米、普罗帕酮、β受体阻滞剂、腺苷或利多卡因；对左心室特发性室速，首选维拉帕米静脉推注。②预防复发的治疗：对右心室流出道室速，β受体阻滞剂的有效率为25%~50%，维拉帕米和地尔硫䓬的有效率为20%~30%，β受体阻滞剂和钙通道阻滞剂合用可增强疗效。如果无效，可换用Ⅰc类（如普罗帕酮、氟卡尼）或Ⅰa类（如普鲁卡因胺、奎尼丁）药物，其有效率为25%~59%，胺碘酮和索他洛尔的有效率为50%左右。对左心室特发性室速，可选用维拉帕米160~320mg/d。特发性室速可用射频消融术根治，成功率很高
		扭转型	其发作常反复，也可能恶化为室颤，多见于Q-T间期延长者。 先天性长Q-T间期综合征：①避免使用延长Q-T间期的药物，包括非心血管药物。②无论是否有症状或猝死的家族史，均应使用β受体阻滞剂，应使用患者所能耐受的最大剂量。针对基因异常相关的长Q-T间期综合征，钾通道开放剂（针对Ⅰ、Ⅱ型）或钠通道阻滞剂（针对Ⅲ型）可以使Q-T间期缩短，但预防心律失常的疗效还不清楚。③心脏起搏治疗可有效预防长间歇依赖性扭转型室性心动过速（见于Ⅱ、Ⅲ型先天性长Q-T间期综合征），也可预防大剂量β受体阻滞剂所造成的严重心动过缓。④对于发生过心搏骤停的幸存者宜安置ICD。 扭转型室性心动过速发作期的紧急治疗措施（包括获得性长Q-T间期综合征）：①首先寻找并处理Q-T间期延长的原因，如血钾、镁浓度降低或药物等，停用一切可能引起或加重Q-T间期延长的药物。②采用药物终止心动过速时，首选硫酸镁，首剂2~5g静脉推注（3~5min），然后以2~20mg/min速度静脉滴注。无效时，可试用利多卡因、美西律或苯妥英钠。③上述治疗效果不佳者行心脏起搏，可以缩短Q-T间期，消除心动过缓，预防心律失常进一步加重。④异丙肾上腺素能增快心率，缩短心室复极时间，有助于控制扭转型室性心动过速，但可能使部分室速恶化为室颤，使用时应谨慎，适用于获得性长Q-T间期综合征、心动过缓所致扭转型室性心动过速而没有条件立即行心脏起搏者
	另外，还有心室扑动、室颤等，急性发作时，需立即行电复律、心肺复苏等紧急处理措施		

注：选用药物时首先需治疗病因及去除诱因，在此基础上根据不同心律失常类型选择不同药物。

第四章

慢性心力衰竭常用西药

第一节　心力衰竭概述

心力衰竭是多种原因导致心脏结构或功能的异常改变，使心室收缩或舒张功能发生障碍，从而引起的一组复杂临床综合征，主要表现为呼吸困难、疲乏和液体潴留（肺淤血、体循环淤血及外周水肿）等。

目前认为心力衰竭是慢性、自发进展性疾病。神经内分泌系统激活导致心肌重构是引起心力衰竭发生和发展的关键因素；心肌代谢、炎症、脂肪因子和细胞因子在心力衰竭发生发展中也起着重要作用；内皮细胞损伤导致一氧化氮（NO）分泌不足，进而导致 NO- 可溶性鸟苷酸环化酶 - 环磷酸鸟苷的细胞信号通路损伤，也会对心肌纤维化、心肌重构产生重要影响；线粒体功能损伤也是心力衰竭发生发展的重要因素。心肌重构最初可以对心功能产生部分代偿，但随着心肌重构的加剧，心功能逐渐由代偿向失代偿转变，出现明显的症状和体征。

根据左心室射血分数（LVEF）的不同和治疗后的变化，分为射血分数降低的心力衰竭（HFrEF）、射血分数改善的心力衰竭（HFimpEF）射血分数轻度降低的心力衰竭（HFmrEF）和射血分数保留的心力衰竭（HFpEF）（表 4-1-1）。

一般来说，HFrEF 指传统概念上的收缩性心力衰竭，而 HFpEF 指舒张性心力衰竭。左心室射血分数保留或正常的情况下收缩功能仍可能是异常的，部分心力衰竭患者收缩功能异常和舒张功能异常可以共存。左心室射血分数是心力衰竭患者分类的重要指标，也与预后及治疗反应相关。

表 4-1-1 心力衰竭分类和诊断标准

分类	诊断标准	备注
HFrEF	1. 症状或体征。 2. LVEF ≤ 40%	有效治疗已得到证实
HFimpEF	1. 病史。 2. 既往 LVEF ≤ 40%，治疗后随访 LVEF>40% 并较基线增加 10%。 3. 存在心脏结构或左心室充盈受损的超声心动图证据	LVEF 改善并不意味着心肌完全恢复或左心室功能正常化；LVEF 也可能还会降低
HFmrEF	1. 症状或体征。 2. LVEF 41%~49%	此类患者临床特征、病理生理、治疗预后尚不清楚
HFpEF	1. 症状或体征。 2. LVEF ≥ 50%。 3. 存在左心室结构和舒张功能障碍的客观证据，以及与之相符合的左心室舒张功能障碍 / 左心室充盈压升高	需要排除症状是由非心脏疾病所致

根据心力衰竭发生的时间、速度、严重程度，可分为慢性心力衰竭（CHF）和急性心力衰竭（AHF）。多数急性心力衰竭患者经住院治疗后症状部分缓解，而转为慢性心力衰竭；慢性心力衰竭患者常因各种诱因急性加重而需住院治疗。本章节主要介绍慢性心力衰竭治疗药物。

心力衰竭的发生发展过程可以分为 4 期：A 期为心力衰竭风险期，B 期为心力衰竭前期，C 期为症状性心力衰竭期，D 期为晚期心力衰竭（表 4-1-3）。

（一）慢性心力衰竭患者的临床评估

心力衰竭的诊断和评估依赖于病史、体格检查、实验室检验、心脏影像学和功能检查。慢性心力衰竭诊断流程见图 4-1-1。首先根据病史、体格检查、心电图、胸部影像学检查判断有无心力衰竭的可能性；然后，通过血浆利钠肽检测和超声心动图明确是否存在心力衰竭（诊断标准见表 4-1-1），结合具有针对性的特殊检查进一步确定心力衰竭的病因、诱因和分型；最后，还需评估病情的严重程度及预后，以及是否存在并发症及合并症。全面准确地诊断与评估是给予心力衰竭患者有效治疗的前提和基础。

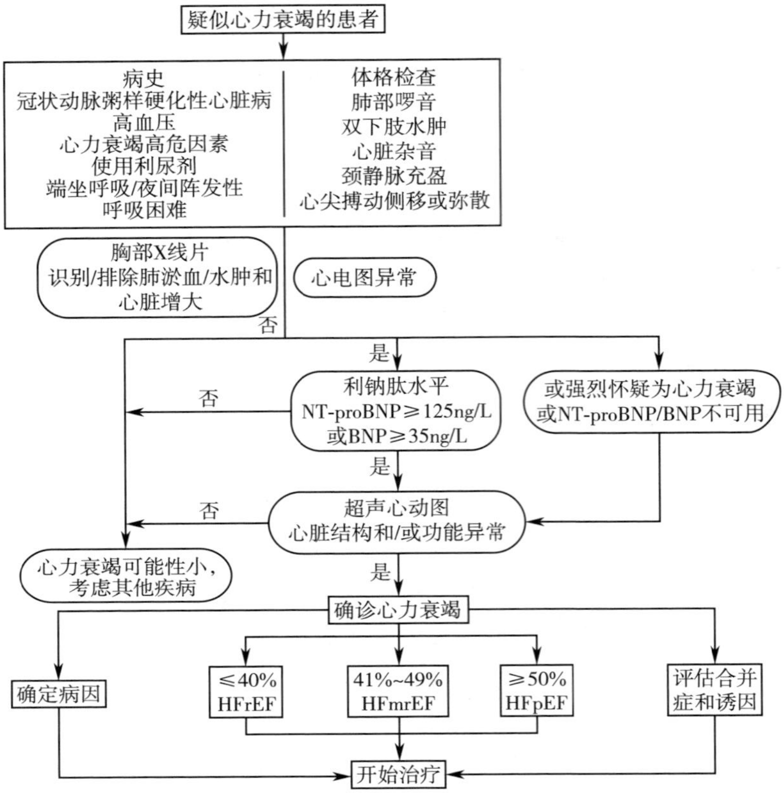

图 4-1-1　慢性心力衰竭诊断流程图（引自《中国心力衰竭诊断和治疗指南 2024》）

1. 病史、症状及体征

评估的重点是明确心力衰竭的危险因素，查找发生心力衰竭的可能病因，寻找加重的可能诱因，并充分了解家族史，对可疑家族性 / 遗传性心肌病导致心力衰竭的患者，应开展至少 3 代亲属的家族史采集。心力衰竭患者多因 3 种原因就诊，分别是运动耐量降低、液体潴留及其他心源性或非心源性疾病，这 3 种就诊原因均会有相应的症状和体征。接诊时要评估容量状态及生命体征，监测体重，估测颈静脉压，了解有无水肿、夜间阵发性呼吸困难及端坐呼吸。

2. 心力衰竭的常规检查

（1）心电图：所有心力衰竭和怀疑心力衰竭患者均应行心电图检查，明确心律、心率、QRS 形态和宽度及是否存在频发房性或室性期前收缩、房颤或左心室肥厚等。心力衰竭患者心电图完全正常的可能性极低。怀疑存在心律失常或无症状性心肌缺血时应行 24 小时动态心电图检查。

（2）胸部影像学检查：对疑似、急性、新发的心力衰竭患者应行胸部影像学检查，以识别 / 排除肺部疾病或其他引起呼吸困难的疾病，提供肺淤血 / 水肿和心脏增大的信息，但胸部影像学检查结果正常并不能排除心力衰竭。

（3）生物标志物：①血浆利钠肽（BNP）或 N 末端 B 型利钠肽原（NT-proBNP）。血浆利钠肽检测推荐用于心力衰竭筛查、诊断、鉴别诊断，以及病情严重程度及预后的评估。出院前的血浆利钠肽检测有助于评估心力衰竭患者出院后的心血管事件风险。BNP<100ng/L、NT-proBNP<300ng/L 时通常可排除急性心力衰竭；BNP<35ng/L、NT-proBNP<125ng/L 时通常可排除慢性心力衰竭，但其敏感性和特异性较诊断急性心力衰竭时低。根据患者年龄和肾功能进行分层，NT-proBNP 达到下述水平时可诊断急性心力衰竭。50 岁以下的患者 NT-proBNP 水平>450ng/L，50~75 岁>900ng/L，75 岁以上应>1 800g/L，肾功能不全者［估算的肾小球滤过率（eGFR）<60ml/（min·1.73m^2）］>1 200ng/L。经住院治疗后利钠肽水平无下降的心力衰竭患者预后差。对于使用血管紧张素受体脑啡肽酶抑制剂（ARNI）的患者，血浆 BNP 不能作为评估心力衰竭好转或恶化指标，而血浆 NT-proBNP 可以作为相应指标。②推荐心力衰竭患者入院时行心肌肌钙蛋白（cTn）检测，可对急性心力衰竭患者的病因进行诊断。③心肌纤维化、炎症、氧化应激的标志物有助于对心力衰竭患者进行危险分层和预后评估，联合使用多项生物标志物可能是未来的发展方向。

（4）经胸超声心动图：超声心动图检查是心力衰竭患者首选的心脏影像学检查方法。①用于心力衰竭的诊断和鉴别诊断。对于疑诊心力衰竭患者，首选经胸超声心动图（TTE）检查，评估心脏结构和功能，协助诊断心力衰竭和分类。②用于心力衰竭患者病情严重程度评估及预后判断。③用于心力衰竭患者的治疗效果评价。根据心力衰竭患者治疗后 LVEF 及心腔大小的变化，可以评估心力衰竭的治疗效果。

（5）实验室检查：血常规、血钠、血钾、血糖、尿素氮、肌酐或 eGFR、转氨酶和胆红素、血清铁、铁蛋白、总铁结合力、转铁蛋白饱和度、血脂、糖化血红蛋白、促甲状腺激素、利钠肽为心力衰竭患者的初始常规检查。

3. 心力衰竭的特殊检查

(1)心脏磁共振(CMR):①作为超声心动图检查的重要补充,可进一步评估心脏的形态、功能及心肌组织特点。尤其是对右心衰竭患者,推荐进行CMR检查,可以准确评估右心室结构和功能改变。②协助诊断特定心力衰竭病因,如心肌炎、致心律失常性右心室心肌病、心脏淀粉样变(CA)、心脏结节病、Chagas病、Fabry病、心肌致密化不全和血色病等。③评估心肌纤维化特点及程度,协助心力衰竭病因的诊断、危险分层及预后判断。

(2)冠状动脉CT血管成像或造影检查:对于有心绞痛、心肌梗死或心脏停搏史的心力衰竭患者,若存在缺血性心脏病危险因素,应该考虑冠状动脉CT血管成像或造影检查,以明确病因并鉴别缺血性与非缺血性心肌病。

(3)核医学检查:当超声心动图未能明确诊断时,可考虑采用核素心室造影评估左心室容量和LVEF。对于缺血性心脏病合并心力衰竭且拟行冠状动脉血运重建的患者,可以考虑心肌核素显像,以评估心肌缺血情况和存活心肌,指导血运重建策略。对于疑诊淀粉样转甲状腺素蛋白(ATTR)型CA患者,推荐应用锝(Tc)标记的双膦酸盐闪烁显像以明确诊断。

(4)负荷超声心动图:运动或药物负荷超声心动图可用于HFpEF、不明原因的呼吸困难、心肌缺血或部分瓣膜性心脏病患者的评估。

(5)心内膜心肌活检(EMB):仅推荐用于经规范治疗后病情仍快速进展,临床高度怀疑存在可通过心肌活检确诊的特殊病因,且该病因具有明确治疗价值者。

(6)基因检测:推荐对肥厚型心肌病、特发性扩张型心肌病、致心律失常性右心室心肌病患者进行基因检测和遗传咨询。对于限制型心肌病和孤立性心室致密化不全患者,若疑似遗传性病因,也可考虑基因检测。

(7)有创血流动力学监测:主要用于血流动力学状态不明确,病情严重且治疗效果不理想的心力衰竭患者;拟行心脏移植或机械循环支持(MCS)治疗的晚期心力衰竭患者。

4. 判断心力衰竭的程度

(1)纽约心脏协会(NYHA)心功能分级,见表4-1-2。

（2）6min 步行试验：用于评定患者的运动耐量，与心力衰竭患者的预后相关，推荐患者初次诊断及随访时定期复查。6min 步行距离<150m 为重度心力衰竭，150~450m 为中度心力衰竭，>450m 为轻度心力衰竭。

（3）心肺运动试验：是目前评估心肺整体代谢功能和运动耐量的“金标准”，有助于心力衰竭患者的危险分层和预后评价。对于计划行心脏移植的晚期心力衰竭患者，推荐进行心肺运动试验（CPET），以评估运动耐量。

表 4-1-2 纽约心脏协会（NYHA）心功能分级

分级	症状
Ⅰ	活动不受限。日常体力活动不引起明显的气促、疲乏或心悸
Ⅱ	活动轻度受限。休息时无症状，日常活动可引起明显的气促、疲乏或心悸
Ⅲ	活动明显受限。休息时可无症状，轻于日常活动即引起明显的气促、疲乏、心悸
Ⅳ	休息时也有症状，任何体力活动均会引起不适。如无需静脉给药，可在室内或床边活动者为Ⅳa 级；不能下床并需静脉给药支持者为Ⅳb 级

5. 判断液体潴留及其严重程度

容量管理是心力衰竭管理的关键环节之一，对利尿剂的应用和调整十分重要。容量管理的前提是准确评估容量状态。心力衰竭患者的容量状态复杂且动态变化，容量评估步骤如下：首先，根据患者症状、体征、体重、尿量、液体净平衡，初步判断容量状态。短时间内体重增加是液体潴留的可靠指标，其他征象包括颈静脉充盈、肝颈静脉回流征阳性、肺和肝充血（肺部啰音、肝大），以及水肿（如下肢和骶部水肿）、胸腔积液和腹水。其次，结合实验室检查（如利钠肽水平）和影像学检查（胸部 X 线片、超声心动图检查）进一步评估容量状态。最后，若常规评估不能明确容量状态或治疗效果不佳，应该考虑有创性血流动力学检查。总之，推荐心力衰竭患者在初始评估、定期随访及病情恶化时及时评估容量状态，以指导治疗方案调整。

6. 生活质量评估

生活质量（QoL）是心力衰竭患者综合评估的重要方面之一，应在患者初始评估及随访过程中定期开展。普适性量表最常使用的是 36 条简明健康问卷（SF-36）、WHO 幸福指数量表（WHO-5）、欧洲 5 维健康量表（EQ-5D）；特异性量表较常使用明尼苏达心力衰竭生活质量量表（MLHFQ）和堪萨斯城心肌病患者生活质量量表（KCCQ）。

7. 心力衰竭的预后评估

下列参数与心力衰竭患者的不良预后相关：LVEF下降、利钠肽持续升高、可溶性生长刺激表达基因2蛋白（sST2）增高、NYHA心功能分级恶化、低钠血症、运动峰值耗氧量减少、红细胞比容降低、QRS波增宽、慢性低血压、静息心动过速、肾功能不全、不能耐受常规治疗、难治性容量超负荷等。

（二）心力衰竭的分阶段治疗

根据心力衰竭发生发展的病理生理过程，从高危险人群进展至器质性心脏病，进而发展为症状性心力衰竭直至难治性终末期心力衰竭，可分成4个阶段（表4-1-3）。这一分期系统为心力衰竭的防治提供了全面概念框架，其对应的慢性症状性心力衰竭治疗流程见图4-1-2。

表4-1-3　心力衰竭不同阶段及治疗措施

分类	阶段	治疗措施
A期	心力衰竭风险期：患者为心力衰竭高危人群，但无心力衰竭症状或体征，无心脏结构或功能的异常，无反映心脏牵拉或损伤的生物标志物异常。例如患者存在高血压、糖尿病、动脉粥样硬化性疾病、代谢综合征和肥胖、使用心脏毒性药物、携带心肌病相关基因变异或阳性家族史	主要是通过控制心力衰竭的危险因素和保持健康的生活方式，合理膳食，规律运动，减少久坐，保持正常体重，戒酒戒烟，延缓或减少心力衰竭的发生；对于高血压患者，推荐降压目标为血压<130/80mmHg，对于2型糖尿病患者，推荐使用SGLT2i，减少心力衰竭的发生和住院风险
B期	心力衰竭前期：现在或既往无心力衰竭的症状或体征，但是存在以下一项异常。 ①心脏结构或功能异常：包括左心室或右心室收缩功能减低（射血分数降低或应变减低）或舒张功能障碍、心室肥厚、心腔扩大、室壁运动	适用于心力衰竭A期、心力衰竭B期患者。在此基础上，推荐采取强化生活方式干预及规范化药物治疗，以延缓症状性心力衰竭的发生。 ①对于无症状LVEF≤40%的患者（无论有无AMI病史），推荐应用ACEI治疗；②AMI后伴LVEF低，不能耐受ACEI时，可应用

续表

分类	阶段	治疗措施
B期	异常及瓣膜性心脏病等；②心腔内压力增加的证据：通过有创血流动力学测量或无创影像学检查（如多普勒超声心动图检查）提示心腔内充盈压升高；③存在危险因素的同时存在利钠肽或心肌肌钙蛋白水平升高，需要排除导致上述生物标志物升高的其他诊断，如急性冠脉综合征、慢性肾脏病、肺栓塞或心肌心包炎	ARB；③对于AMI后LVEF≤40%的患者，推荐应用β受体阻滞剂治疗，降低死亡风险；④对于AMI血运重建后患者，推荐早期应用醛固酮受体拮抗剂改善心室重构；⑤对于AMI至少40d，接受规范药物治疗后LVEF≤30%，NYHA心功能分级Ⅰ级，身体状况良好，预期寿命>1年的患者，推荐植入ICD预防SCD，降低死亡风险；⑥对于AMI血运重建后患者，应该考虑早期应用SGLT2i改善心室重构；⑦对于AMI血运重建后患者，可以考虑早期应用ARNI改善心室重构
C期	症状性心力衰竭期：有心脏结构或功能异常，现在或既往有心力衰竭症状或体征	在A期、B期所有防治措施的基础上，对于HFrEF患者尽早启动“新四联”药物治疗方案，包括ARNI/ACEI（或ARB）、β受体阻滞剂、MRA及SGLT2i四类药物，建议从小剂量开始。对于符合条件的患者，可考虑CRT、ICD治疗。具体治疗流程参见图4-1-2
D期	晚期心力衰竭：优化治疗后仍有影响日常生活的显著心力衰竭症状，并反复因心力衰竭住院	治疗包括所有A、B、C期的措施，并可应用以下手段：心脏移植、左心室辅助装置、静脉滴注正性肌力药以缓解症状；对于难治性水肿患者，可应用超滤法或血液透析。适当处理重要的并发症，如睡眠障碍、抑郁、贫血、肾功能不全等

注：表格参考《国家心力衰竭指南2023（精简版）》。

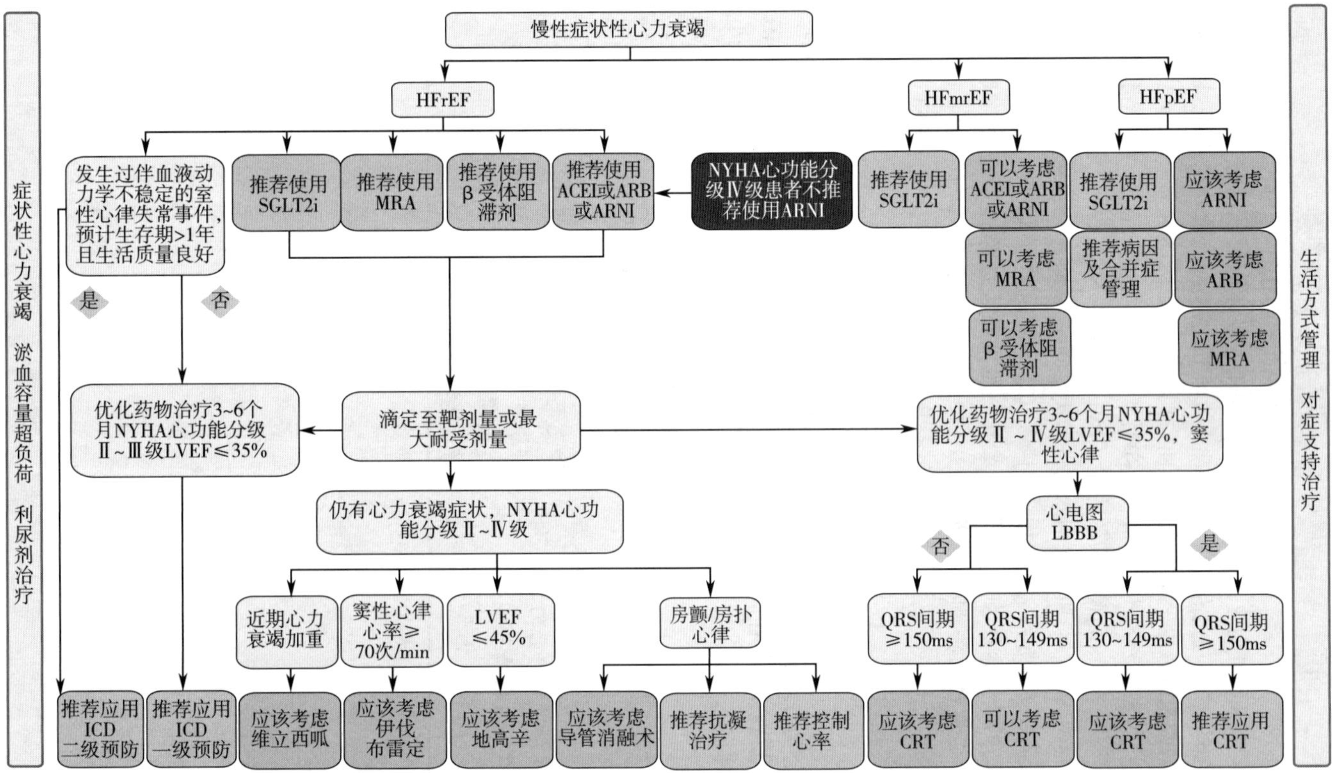

HFrEF：射血分数降低的心力衰竭；HFmrEF：射血分数轻度降低的心力衰竭；HFpEF：射血分数保留的心力衰竭；SGLT2i：钠-葡萄糖共转运蛋白2抑制剂；MRA：盐皮质激素受体拮抗剂；ACEI：血管紧张素转换酶抑制剂；ARB：血管紧张素Ⅱ受体拮抗剂；ARNI：血管紧张素受体脑啡肽酶抑制剂；LVEF：左心室射血分数；LBBB：左束支阻滞；ICD：埋藏式心脏转复除颤器；CRT：心脏再同步化治疗；房颤：心房颤动；房扑：心房扑动。

图 4-1-2　慢性心力衰竭治疗流程图［引自《国家心力衰竭指南2023（精简版）》］

第二节　慢性心力衰竭的药物治疗分类

慢性心力衰竭的药物治疗分类详见表 4-2-1。

表 4-2-1　慢性心力衰竭的药物治疗分类

分类		在心力衰竭治疗中地位	适宜人群及剂量	临床应用要点
利尿剂		①利尿剂可消除水钠潴留，有效缓解心力衰竭患者的呼吸困难及水肿，改善运动耐量，减少心力衰竭住院风险。②准确评估患者的容量状态，合理使用利尿剂是心力衰竭药物治疗成功的关键和基础	适宜人群：有液体潴留证据的所有心力衰竭患者，均应使用利尿剂。 剂量：小剂量开始，递增至尿量增加，以体重每日减轻 0.5~1.0kg 为宜。一旦症状缓解，病情控制，即以最小有效剂量长期维持，防止淤血症状复发，根据液体潴留情况随时调整剂量。可联合不同种类利尿剂，以达到更好利尿效果	①有液体潴留时应最早应用。②袢利尿剂应作为首选，特别适用于有明显液体潴留或伴有肾功能受损的患者。噻嗪类仅适用于轻度液体潴留、伴高血压和肾功能正常的心力衰竭患者。③使用过程中注意监测出入量，避免电解质紊乱、低血压、肾功能恶化
肾素 - 血管紧张素系统抑制剂	ACEI ARB ARNI	①一线用药，通过抑制过度激活的 RAAS，降低心室前后负荷，改善舒张功能，预防、逆转心室重塑。②可改善 HFrEF 患者的症状和运动能力，降低住院风险和死亡率，其中 ACEI 对轻、中、重度心力衰竭均可获益。ARB 耐受性好	适宜人群：①既往或目前有症状的 NYHA 心功能Ⅱ~Ⅳ级的慢性 HFrEF 患者，均可使用 ACEI，不耐受可换用 ARB。应用 ACEI/ARB 后仍有症状的 HFrEF 患者，推荐使用 ARNI 替代 ACEI/ARB。②有症状的 HFmrEF、HFpEF 患者可以考虑应用。 剂量：从小剂量开始逐渐增加，根据患者情况，采用目标剂量或患者能够耐受的最大剂量，与其他心力衰竭治疗药合用时需减量	① ACEI、ARB 慎用于以下情况：血肌酐>221μmol/L，或 eGFR<30ml/(min·1.73m^2)；血钾>5.0mmol/L；症状性低血压，左心室流出道梗阻。② ARNI 的应用要求患者 eGFR≥30ml/(min·1.73m^2)。由 ACEI 更换为 ARNI，需先停用 ACEI 36h，避免出现血管神经性水肿

续表

分类	在心力衰竭治疗中地位	适宜人群及剂量	临床应用要点
β受体阻滞剂	一线用药，拮抗交感神经系统的过度激活，初期对心功能有明显抑制作用，LVEF降低；但长期治疗（>3个月）改善心功能，LVEF增加；治疗4~12个月后，可显示心肌重构延缓或逆转，降低住院率及病死率	适宜人群：①既往或目前有症状的慢性HFrEF患者，均推荐使用，除非有禁忌证或不能耐受。②不推荐用于HFpEF患者，可以考虑用于HFmrEF患者。 剂量：从小剂量开始逐渐增加，个体化用药，以晨起静息心率60次/min左右时所用的剂量为最大耐受量	①尽早开始应用。②起始治疗前患者应无明显液体潴留，体重恒定（干体重），利尿剂已调整至最适剂量。③起始治疗时β受体阻滞剂可引起液体潴留，需每日测体重，一旦出现体重增加，应立即加大利尿剂用量，直至恢复治疗前体重，再继续加量
醛固酮受体拮抗剂	①通过竞争醛固酮受体，发挥保钾利尿作用，拮抗醛固酮对心肌重构和心功能的不良影响。②在ACEI/ARB、β受体阻滞剂基础上加用MRA可降低HFrEF的住院率及病死率	适宜人群：①有症状的慢性HFrEF患者，推荐使用，除非有禁忌证或不能耐受。②HFpEF患者应用可降低心力衰竭住院风险。 剂量：螺内酯初始剂量10~20mg，qd，目标剂量20~40mg，qd	①使用期间应监测血钾及肾功能。②禁用于eGFR<30ml/(min·1.73m^2)、血钾>5.0mmol/L的患者
SGLT2i	有循证医学证据证明，SGLT2i（达格列净或恩格列净）可降低心力衰竭患者住院和心血管死亡风险	适宜人群：①对于有症状（NYHA心功能分级Ⅱ~Ⅳ级）的HFrEF患者，无论是否合并糖尿病，均推荐使用。②HFmrEF、HFpEF患者，推荐应用SGLT2i。 剂量：达格列净和恩格列净的起始剂量和目标剂量均为10mg，qd。对于收缩压<100mmHg的患者起始剂量可为2.5~5mg，qd	①尽早开始应用。②使用期间监测肾功能、血糖和体液平衡。定期评估尿路感染的症状和体征

续表

分类		在心力衰竭治疗中地位	适宜人群及剂量	临床应用要点
可溶性鸟苷酸环化酶（sGC）刺激剂	维立西呱	有强心作用，在标准治疗基础上加用，可降低心力衰竭患者住院和心血管死亡风险	适宜人群：近期发生过心力衰竭加重事件、NYHA心功能Ⅱ～Ⅳ级，LVEF<45%的心力衰竭患者，推荐在标准治疗基础上尽早加用。 剂量：起始剂量为2.5~5mg qd。根据患者耐受情况，约每2周剂量加倍，以达到10mg，qd的目标剂量	不推荐与5型磷酸二酯酶抑制剂或长效硝酸盐同时服用，可能增加低血压的潜在风险
地高辛		①选择性地与心肌细胞膜Na^+-K^+-ATP酶结合，发挥正性肌力、负性频率作用。②主要用于减轻症状与改善临床状况，降低住院风险。③不增加病死率，可降低住院率	适宜人群：①已在应用常规药物治疗但仍持续有症状的心力衰竭患者，推荐使用。重症患者可与ACEI（或ARB）、β受体阻滞剂和利尿剂同时应用。②心力衰竭伴有快速心室率的房颤（AF）患者，可同时应用β受体阻滞剂，更好地控制运动时心室率。 剂量：维持量为0.25mg/d。年龄>70岁、肾功能不良者减半	①不主张早期应用。②在治疗心力衰竭的剂量范围内应用是安全的，耐受性良好。③急性心力衰竭非地高辛适应证，除非合并有快速室率的AF。④AMI后患者，特别是有进行性心肌缺血者，应慎用或不用地高辛
伊伐布雷定		①通过抑制窦房结If电流，降低冲动发放频率，以减慢心率，延长心脏舒张期，改善心肌缺血。②可降低心力衰竭恶化住院和心血管死亡风险	适宜人群：有症状的窦性心律HFrEF患者，不耐受β受体阻滞剂，或已达到受体β受体阻滞剂目标剂量、最大耐受剂量，心率仍≥70次/min的患者。 剂量：起始剂量2.5~5mg，bid，最大剂量7.5mg，bid	禁用于急性失代偿性心力衰竭、房扑、房颤患者

第三节　慢性心力衰竭的联合用药

慢性心力衰竭的联合用药见表 4-3-1。

表 4-3-1　慢性心力衰竭的联合用药

药物	防治指南意见
ARNI/ACEI（或 ARB）+MRA+SGLT2i+β 受体阻滞剂	“新四联”规范化心力衰竭治疗模式作为 GDMT（指南指导的药物治疗），可以显著降低慢性 HFrEF 患者的全因死亡、心血管死亡和心力衰竭住院风险，推荐作为 HFrEF 患者的基础治疗方案，除非存在药物禁忌或不耐受。“新四联”中非同类的两种或三种药物无联用禁忌，但不推荐同为肾素 - 血管紧张素系统抑制剂的 ARNI 与 ACEI 或 ARB 联用
“新四联”+ 利尿剂	有液体潴留证据的心力衰竭患者均推荐联用利尿剂
“新四联”+ 伊伐布雷定	对于 LVEF ≤ 35% 的有症状的窦性心律心力衰竭（NYHA 心功能分级Ⅱ~Ⅳ级），存在 β 受体阻滞剂禁忌或已达目标剂量、最大耐受剂量后，心率仍 ≥ 70 次 /min 的患者，应考虑联用伊伐布雷定
“新四联”+ 地高辛	应用“新四联”后仍持续有症状的 HFrEF 患者，推荐联用地高辛
“新四联”+ 维立西呱	对于 LVEF＜45% 的有症状的心力衰竭患者（NYHA 心功能分级Ⅱ~Ⅳ级），近期发生过心力衰竭加重事件者，推荐尽早联用维立西呱

第四节　心力衰竭常用药物介绍

ACEI、ARB、利尿剂、β 受体阻滞剂的用法及注意事项见前高血压章节，SGLT-2 抑制剂见糖尿病章节，伊伐布雷定见心律失常章节，以下列洋地黄类药物、可溶性鸟苷酸环化酶激动剂、血管升压素 V_2 受体拮抗剂，见表 4-4-1。

表 4-4-1　心力衰竭常用药物一览表

种类	通用名	商品名	规格	服法	适应证	禁忌证	不良反应	作用特点及注意事项
洋地黄类药物	地高辛[典][保][基]	可力	0.25mg/片	心力衰竭：维持量疗法，0.125~25mg/d。老年或肾功能减退者剂量减半，一日或隔日一次。快室率AF：0.375~0.50mg/d	已在应用常规药物治疗，而仍持续有症状的HFrEF患者，以及伴有快速心室率的房颤患者尤为适合	①预激综合征伴房颤、房扑患者。②窦房传导阻滞、Ⅱ度及以上房室传导阻滞患者，除非已安置永久性起搏器。③梗阻性肥厚型心肌病患者。④单纯二尖瓣狭窄引起的肺水肿。⑤急性心肌梗死早期。⑥室速、室颤	主要见于大剂量时。①心律失常(如期前收缩、折返性心律失常和传导阻滞)。②胃肠道症状(如厌食、恶心呕吐)。③神经精神症状(如视觉异常、烦躁、定向力障碍、昏睡及精神错乱)	①85%经肾排泄，肾功能异常者应减量。②连续口服7d血清浓度达到稳态。③地高辛血清浓度与疗效无关，推荐浓度0.5~1.0ng/ml。④应谨慎与抑制窦房结或房室结功能的药物(如胺碘酮、维拉帕米、β受体阻滞剂)合用时。⑤奎尼丁、维拉帕米、胺碘酮、克拉霉素、红霉素等与地高辛合用时，血药浓度增加，宜减量

续表

种类	通用名	商品名	规格	服法	适应证	禁忌证	不良反应	作用特点及注意事项
可溶性鸟苷酸环化酶激动剂	维立西呱［保］	唯可同	2.5mg/片；5mg/片；10mg/片	起始剂量为2.5mg，qd，与食物同服，根据患者耐受情况，可每2周增加剂量，最大剂量10mg，qd	近期发生心力衰竭失代偿，经静脉治疗后病情稳定，且射血分数降低（LVEF<45%）的症状性慢性心力衰竭成人患者	①妊娠禁用。②禁用于联合使用其他可溶性鸟苷酸环化酶（sGC）刺激剂的患者。③eGFR<15ml/（min·1.73m^2）患者禁用。④低血压患者禁用	常见为症状性低血压，其他包括贫血、头晕头痛、恶心呕吐、胃食管反流，消化不良等	①通过直接刺激sGC（不依赖NO或与NO协同作用），可增加细胞内cGMP的水平，从而松弛平滑肌、扩张血管。②维立西呱与5型磷酸二酯酶抑制剂或长效硝酸盐类药物同时使用可能增加低血压风险，故不推荐联用。③不推荐用于透析患者及重度肝功能损害患者

续表

种类	通用名	商品名	规格	服法	适应证	禁忌证	不良反应	作用特点及注意事项
血管升压素 V_2 受体拮抗剂	托伐普坦［保］	苏麦卡、欣速安、瑞贝坦	15mg/片；30mg/片	7.5~15mg，qd，餐前、餐后服药均可。最大剂量为30mg，qd	①适用于高容量性和正常容量性低钠血症患者。②用于袢利尿剂等其他利尿剂治疗效果不理想的心力衰竭相关体液潴留	①低容量性低钠血症。②对口渴不敏感或对口渴不能正常反应者。③禁与CYP3A4强效抑制剂(伊曲康唑、克拉霉素等)联用。④无尿者禁用	①口渴、口干、乏力、便秘、尿频或多尿及高血糖。②慢性低钠血症的纠正不宜过快，避免血浆渗透压迅速升高，造成脑组织脱水而继发渗透性脱髓鞘综合征。③偶有肝损伤，应监测肝功能	①通过选择性抑制肾脏对水的重吸收，产生排水利尿作用(排水不排钠)，提高血浆渗透压，消除器官、组织水肿。②禁止在完成其他低钠血症治疗后立即使用，尤其是在应用3% NaCl之后。③治疗初期(24~48h)无需限制液体摄入量，但需密切监测血钠浓度变化。④避免血钠升高过快导致继发渗透性脱髓鞘综合征。⑤使用超过1周需要监测肝功能。⑥与酮康唑合用可显著增加托伐普坦的血药浓度，与地高辛合用时可增加地高辛的血药浓度。⑦肾功能不全者无需调整剂量，但其临床疗效可能降低

附：慢性 HFimpEF、HFmrEF、HFpEF 的治疗

1. 慢性 HFimpEF 的治疗

射血分数改善的心力衰竭（HFimpEF）仅代表心脏功能或结构得到一定程度改善，并非真正意义上的治愈或者完全恢复正常。HFimpEF 患者应：①继续生活方式管理。避免大量饮水、过度输液、酗酒等诱因，避免心力衰竭复发。对于围生期心肌病（PPCM）女性患者，即使 LVEF 恢复正常，也应避免再次妊娠。②维持药物治疗。即使无心力衰竭症状，也建议继续使用“新四联”药物，以降低心力衰竭复发风险。

2. 慢性 HFmrEF 的治疗

HFmrEF 占心力衰竭患者的 10%~20%，其临床特征与 HFrEF 患者更为相似，而与 HFpEF 不同。目前关于 HFmrEF 患者的药物治疗数据主要来自既往临床研究的事后分析、亚组分析或荟萃分析结果，且多与 HFrEF 患者类似。指南推荐应用 SGLT2i，以降低心力衰竭患者住院和心血管死亡风险。对于目前或既往有症状的 HFmrEF 患者，可考虑应用 ACEI/ARB、ARNI、β 受体阻滞剂、MRA，以降低心力衰竭患者住院风险和心血管死亡风险。伴有液体潴留者可应用利尿剂。

3. 慢性 HFpEF 的治疗

HFpEF 患者年龄较大，女性更为常见，多数有或曾有高血压病史，常缺乏体力活动，合并肥胖、代谢综合征、2 型糖尿病、房颤及慢性肾脏病（CKD）的比例相对较高，而缺血性心脏病的比例相对较低。由于基础心血管疾病（如房颤、高血压、冠心病、肺高血压、心肌病）及合并症（如肥胖、糖尿病、慢性肾脏病及睡眠呼吸暂停综合征等）的不同，HFpEF 患者的病理生理机制差异较大。非心血管疾病也是 HFpEF 患者死亡和住院的重要原因。因此，建议对 HFpEF 患者进行心血管疾病和非心血管疾病合并症的筛查及评估，并给予相应的治疗和管理，以改善症状及预后。

药物治疗推荐如下：

针对 HFpEF 的症状、并存疾病及危险因素，应采用综合性治疗。

（1）SGLT2i：恩格列净（10mg/d）或达格列净（10mg/d）可以显著降低

HFpEF 患者心力衰竭住院的风险。荟萃分析显示，SGLT2i 可显著降低 HFmrEF 和 HFpEF 患者的心血管死亡或心力衰竭住院的复合终点风险，且不受 LVEF 水平影响。

(2) 利尿剂：消除液体潴留和水肿十分重要，可缓解肺淤血、改善心功能。但应避免过度利尿，以免前负荷过度降低导致低血压。

(3) RAAS 阻滞剂：对于 LVEF<57% 的 HFpEF 患者，使用沙库巴曲缬沙坦可降低心力衰竭住院风险。对 LVEF<55% 的 HFpEF 患者，可考虑使用螺内酯治疗。

(4) 胰高血糖素样肽 -1（GLP-1）受体激动剂：对于合并肥胖（体重指数 ≥ $30kg/m^2$）、NYHA 心功能分级 Ⅱ ~ Ⅳ 级的 HFpEF（LVEF ≥ 45%）患者，GLP-1 受体激动剂司美格鲁肽可显著改善症状和活动受限，提高活动耐量，显著降低体重。

(5) 控制和治疗其他基础疾病和合并症：应积极控制血压，目标血压宜低于单纯高血压患者的标准，即收缩压<130mmHg 且舒张压<80mmHg（1mmHg ≈ 133Pa）。五大类降压药均可应用，优先选择 β 受体阻滞剂、ACEI 或 ARB。控制慢性房颤的心室率，可使用 β 受体阻滞剂或非二氢吡啶类 CCB（地尔硫䓬或维拉帕米）。如有可能，转复并维持窦性心律对患者有益。积极治疗糖尿病和控制血糖，肥胖者要减轻体重。伴左心室肥厚者，为逆转左心室肥厚和改善左心室舒张功能，可用 ACEI、ARB、β 受体阻滞剂等。地高辛不能增加心肌的松弛性，故不推荐使用。

第五章

血脂管理常用西药

第一节 《中国血脂管理指南(2023年)》摘录

1. 血脂管理概述

血脂是血清中的胆固醇、甘油三酯和类脂(如磷脂)的总称,与临床密切相关的血脂成分主要包括胆固醇和甘油三酯(TG)。血液中胆固醇和TG主要存在于脂蛋白中,包括乳糜微粒(CM)、极低密度脂蛋白(VLDL)、中间密度脂蛋白(IDL)、低密度脂蛋白(LDL)、高密度脂蛋白(HDL)和脂蛋白(a)[LP(a)]。

血脂异常的检出主要依靠常规医疗服务和健康体检,早期检出血脂异常并监测血脂水平变化是评估动脉粥样硬化性心血管疾病(ASCVD)风险和确定干预策略的基础。近几十年来,中国人群的血脂水平、血脂异常患病率明显增加,以高胆固醇血症患者的增加最为明显。推荐血脂筛查和检测指标建议如下:①<40岁成年人每2~5年进行1次血脂检测,包括总胆固醇(TC)、低密度脂蛋白胆固醇(LDL-C)、高密度脂蛋白胆固醇(HDL-C)和TG;≥40岁成年人每年至少进行1次血脂检查。②ASCVD高危人群应根据个体化防治的需求进行血脂检测。③在上述人群接受的血脂检测中,应至少包括1次LP(a)的检测。

2. 动脉粥样硬化性心血管疾病总体风险评估是血脂干预决策的基础

流行病学、遗传学和临床干预研究证据充分证实,LDL-C是ASCVD的致病性危险因素。指南推荐,LDL-C作为血脂干预的首要靶点,以ASCVD危险分层确定其目标值。依据 ASCVD 发病风险采取不同强度干预措施是血脂异常防治的核心策略,ASCVD 总体风险评估是血脂异常治疗决策的基础,推荐采用基于我国人群长期队列研究建立的"ASCVD 总体发病风险评估流程图"进行风险评估和分层。

ASCVD 总体风险评估流程如图 5-1-1 所示。

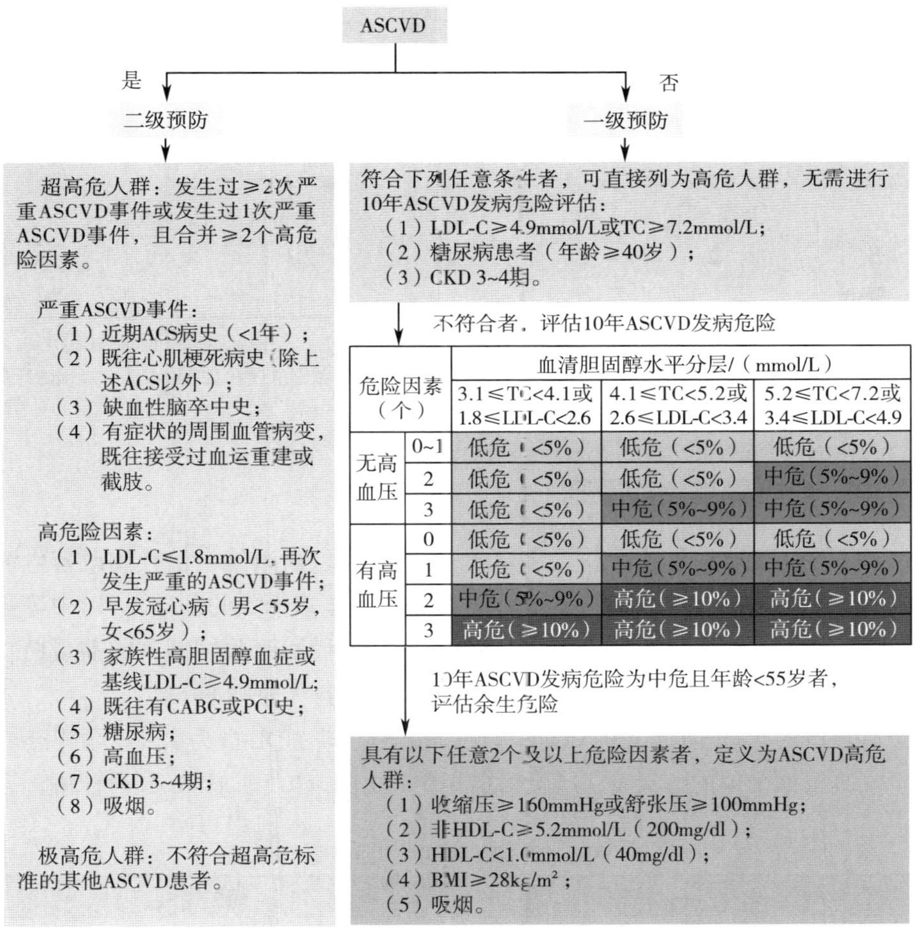

ASCVD 动脉粥样硬化性心血管疾病;ACS 急性冠脉综合征;LDL-C 低密度脂蛋白胆固醇;CABG 冠状动脉旁路移植术;PCI 经皮冠状动脉介入治疗;TC 总胆固醇;CKD 慢性肾脏病;HDL-C 高密度脂蛋白胆固醇;BMI 体重指数。1mmHg=0.133kPa。危险因素的水平均为干预前水平。危险因素包括吸烟、低 HDL-C、年龄 ≥ 45/55 岁(男性 / 女性)。小于 40 岁的糖尿病患者危险分层参见《中国血脂管理指南(2023 年)》特殊人群糖尿病部分。

图 5-1-1 ASCVD 总体风险评估流程图[摘自《中国血脂管理指南(2023 年)》]

3. 血脂合适水平的参考标准

（1）LDL-C 的参考水平仅适用于 ASCVD 总体风险为低危的人群（表 5-1-1）。

（2）在临床实践中判断患者 LDL-C 控制水平时应参照 ASCVD 总体发病风险（表 5-1-2）。

表 5-1-1　中国 ASCVD 一级预防低危人群主要血脂指标的参考标准*

分类	TC/ $(mmol \cdot L^{-1})$	LDL-C/ $(mmol \cdot L^{-1})$	HDL-C/ $(mmol \cdot L^{-1})$	TG/ $(mmol \cdot L^{-1})$	非 HDL-C/ $(mmol \cdot L^{-1})$	LP(a)/ $(mg \cdot L^{-1})$
理想水平	–	<2.6	–	–	<3.4	–
合适水平	<5.2	<3.4	–	<1.7	<4.1	<300
边缘升高	≥5.2 且<6.2	≥3.4 且<4.1	–	≥1.7 且<2.3	≥4.1 且<4.9	–
升高	≥6.2	≥4.1	–	≥2.3	≥4.9	≥300
降低	–	–	<1.0	–	–	–

注：ASCVD 动脉粥样硬化性心血管疾病；TC 总胆固醇；LDL-C 低密度脂蛋白胆固醇；HDL-C 高密度脂蛋白胆固醇；TG 甘油三酯；LP(a)脂蛋白(a)；– 无。* 参考标准仅针对 ASCVD 一级预防低危人群。表中所列数值是干预前空腹 12h 测定的血脂水平。

4. 血脂异常治疗原则

由于血脂异常与饮食和生活方式有密切关系，所以饮食治疗和改善生活方式是血脂异常治疗的基础措施。推荐在生活方式干预的基础上，以中等强度他汀类药物作为起始药物治疗，必要时联用胆固醇吸收抑制剂或前蛋白转化酶枯草溶菌素 9（PCSK9）抑制剂的达标策略。具体原则如下。

（1）LDL-C：是防治 ASCVD 的首要干预靶点，非 HDL-C 为次要干预靶点。

（2）根据个体的 ASCVD 风险确定相应的 LDL-C 及非 HDL-C 目标值。

表 5-1-2　降脂靶点的目标值

风险等级	LDL-C 推荐目标值	推荐类别	证据等级
低危	<3.4mmol/L	Ⅱa	B
中、高危	<2.6mmol/L	Ⅰ	A
极高危	<1.8mmol/L，且较基线降低幅度>50%	Ⅰ	A
超高危	<1.4mmol/L，且较基线降低幅度>50%	Ⅰ	A

注：LDL-C 低密度脂蛋白胆固醇；HDL-C 高密度脂蛋白胆固醇；ASCVD 动脉粥样硬化性心血管疾病。非 HDL-C 目标水平 =LDL-C+0.8mmol/L。

(3)健康的生活方式是降低LDL-C及非HDL-C的基础。当生活方式干预不能达到降脂目标时,应考虑加用降脂药物。

(4)降LDL-C治疗,以中等剂量他汀类药物为初始治疗药物。

(5)中等剂量他汀类药物治疗后LDL-C未达标时应考虑联合胆固醇吸收抑制剂或PCSK9抑制剂。当基线LDL-C较高时(未使用他汀类药物患者LDL-C ≥ 4.9mmol/L,或服用他汀类药物患者LDL-C ≥ 2.6mmol/L),预计他汀类药物联合胆固醇吸收抑制剂不能使LDL-C达标时,可考虑直接联用他汀类药物和PCSK9抑制剂,以保证患者LDL-C早期达标(图5-1-2)。

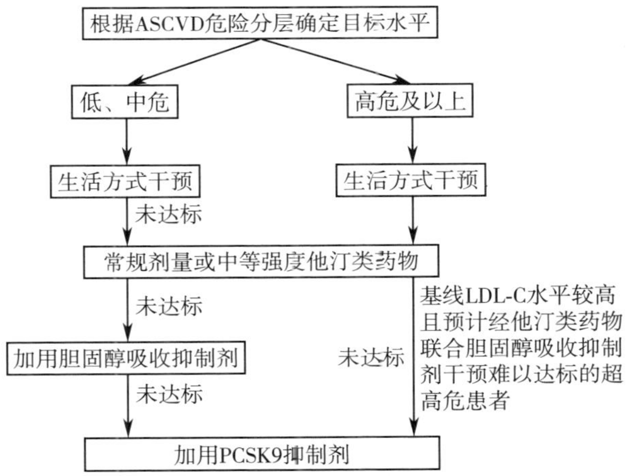

ASCVD 动脉粥样硬化性心血管疾病;LDL-C 低密度脂蛋白胆固醇;PCSK9 前蛋白转化酶枯草溶菌素9。

图5-1-2 降脂策略流程图[《中国血脂管理指南(基层版2024年)》]

(6)TG > 5.6mmol/L时,可采用贝特类药物脂肪酸或烟酸类药物治疗,以降低胰腺炎风险;他汀类药物治疗后TG仍升高(TG > 2.3mmol/L)的高危ASCVD患者可联合高纯度二十碳五烯酸(eicosapentaenoicacid,EPA)或高纯度ω-3脂肪酸或贝特类药物以降低ASCVD风险,高TG的管理见表5-1-3。

表 5-1-3 高甘油三酯的管理

推荐建议	推荐类别	证据等级
TG>5.6mmol/L 时，可采用贝特类药物、高纯度 ω-3 脂肪酸或烟酸类药物治疗，减少胰腺炎风险	Ⅰ	C
ASCVD 患者及高危人群接受中等剂量他汀类药物治疗后如 TG>2.3mmol/L，应考虑给予大剂量 IPE（2g，2 次 /d）以降低 ASCVD 风险	Ⅱa	B
ASCVD 患者及高危人群接受中等剂量他汀类药物治疗后如 TG>2.3mmol/L，可给予高纯度 ω-3 脂肪酸，或非诺贝特、苯扎贝特进一步降低 ASCVD 风险	Ⅱb	C

注：TG 甘油三酯；ASCVD 动脉粥样硬化性心血管疾病；IPE 二十碳五烯酸乙酯。

5. 血脂异常药物治疗

（1）临床上供选用的调脂药物可分为他汀类药物、胆固醇吸收抑制剂、PCSK9 抑制剂、胆酸螯合剂、烟酸类药物、贝特类药物及高纯度 ω-3 多不饱和脂肪酸（ω-3 脂肪酸）及其他降脂药（血脂康、普罗布考）。

（2）调脂药物的联合治疗：联合用药可提高血脂达标率，同时降低不良反应的发生率。因此，不同类别调脂药的联合应用是一条合理的途径。他汀类药物是血脂异常降脂药物治疗的基石，中等强度的他汀类药物是中国人群降脂治疗的首选策略，联合降脂方案多由他汀类药物与另一种降脂药组成。

6. 降脂治疗中监测的目的

（1）观察是否达到降脂目标值，具体降脂过程监测流程图见图 5-1-3。

（2）了解药物的潜在不良反应。对采取饮食控制等非药物治疗者，开始的 3~6 个月应复查血脂水平，如血脂控制达到建议目标值，则继续非药物治疗，但仍需每 6 个月 ~1 年复查 1 次，长期达标者可每年复查 1 次。首次服用降脂药物者，应在用药 4~6 周内查血脂、血糖、AST、ALT 和肌酸激酶（creatine kinase，CK）。如血脂参数能达到目标值，且无药物不良反应，逐步改为每 3~6 个月复查 1 次。如治疗 1~3 个月后，血脂仍未达到目标值，需及时调整降脂药物剂量、种类或联合应用不同作用机制的降脂药物。每当调整降脂药物种类或剂量时，都应在治疗 4~6 周内查血脂、血糖、肝酶和 CK（他汀类药物应用过程中出现不良反应处理原则见图 5-1-4）。治疗性生活方式改变和降脂药物治疗必须长期坚持，才能有更佳的临床获益。

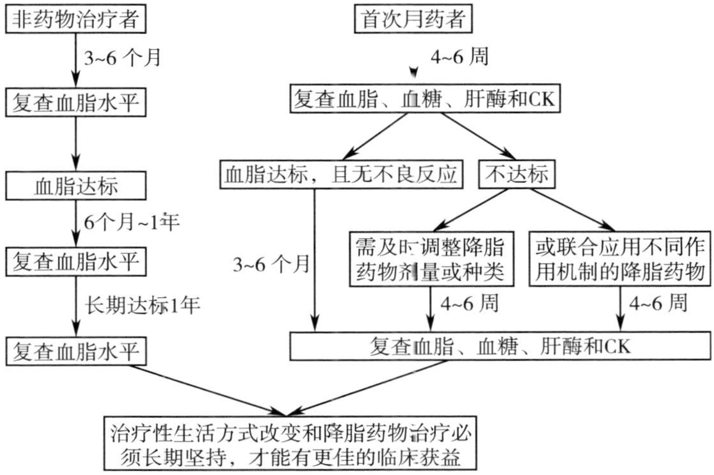

图 5-1-3 降脂过程监测流程图[引自《中国血脂管理指南(基层版 2024 年)》]

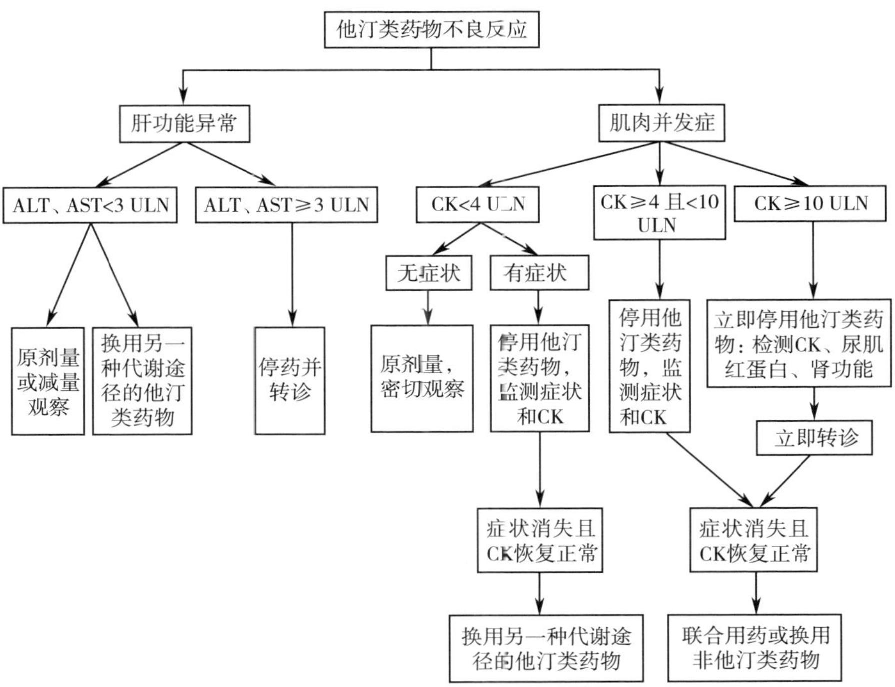

ALT 谷丙转氨酶；AST 谷草转氨酶；ULN 正常值上限；CK 肌酸激酶。

图 5-1-4 他汀类药物不良反应处理原则[《中国血脂管理指南(基层版 2024 年)》]

7. 血脂管理膳食治疗建议

（1）限制油脂摄入总量，20~25g/d。采用不饱和脂肪酸（植物油）替代饱和脂肪酸（动物油、棕榈油等）。

（2）避免摄入反式脂肪酸（氢化植物油等）。

（3）增加蔬菜和水果、全谷物、膳食纤维及鱼类的摄入。

（4）动脉粥样硬化性心血管疾病（ASCVD）中危以上人群或合并高胆固醇血症患者应考虑控制膳食胆固醇摄入，每日少于 300mg。

第二节　常用调脂药物

调脂药物分类及特点见表 5-2-1，常用调脂药物通用名、规格、用法用量等对比见表 5-2-2。

表 5-2-1　调脂药物分类及特点

类别	作用特点	对 LDL-C/HDL-C/TC/TG 的影响	适应证	禁忌证	不良反应	药物相互作用
他汀类	① HMG-CoA 还原酶抑制剂，抑制胆固醇合成限速酶，即 3-羟基-3-甲基戊二酰辅酶 A 还原酶，减少胆固醇合成。②主要降低 TC，兼降 TG，为高胆固醇血症首选药物，是降低 LDL-C 的一线用药。③可保护内皮细胞，抗炎症因子，减少房颤发生，抗动脉粥样硬化，使卒中高危患者受益，减少心力衰竭猝死。④剂量倍增时 LDL-C 的进一步降幅仅 6%	LDL-C ↓ 30%~55%。 HDL-C ↑ 5%~15%。 TC ↓ 20%~40%。 TG ↓ 15%~35%	①高胆固醇血症、混合型高脂血症和 ASCVD 的防治。一般不用于儿童，除非用于家族性高胆固醇血症。②透析或未行透析的慢性肾病（CKD）患者（部分药须作剂量调整）	失代偿性肝硬化、急性肝衰竭、胆汁淤积、活动性肝病等患者禁用。儿童、孕妇及哺乳期妇女不宜应用	①转氨酶升高，多为一过性，少于 3 倍正常上限时仍可用。非酒精性脂肪肝患者可用。②肌病、肌痛、肌炎甚至横纹肌溶解和肌酐升高。③胃肠道反应，恶心呕吐等。④会增加糖尿病的发生率	当通过 CYP3A4 途径代谢的他汀类药物与抗排异药物（如环孢菌素等）、抗真菌药物、大环内酯类药物、钙通道阻滞剂、其他药物（包括胺碘酮、吉非罗齐等）及西柚汁等联用时，可能增加肌病或肌溶解的风险，故应避免使用大剂量他汀类药物并监测不良反应

续表

类别	作用特点	对 LDL-C/HDL-C/TC/TG 的影响	适应证	禁忌证	不良反应	药物相互作用
胆固醇吸收抑制剂	减少肠道内胆固醇吸收，使小肠吸收胆固醇的数量减幅超过 50%，又加速 LDL-C 的代谢	LDL-C ↓ 15%~22%。TG ↓ 5%~10%。TC ↓ 15% 以上	原发性高胆固醇血症，纯合子家族性高胆固醇血症和纯合子谷甾醇血症（或植物甾醇血症）	肝、肾功能不全者慎用，禁用于妊娠期和哺乳期	可能出现头痛、恶心，罕见肌酸激酶和转氨酶升高	①不宜与考来烯胺合用，必须合用时须在服考来烯胺前 2h 或后 4h 服此药。②环孢素可增高此药的血药浓度。③与他汀类药物联用也可发生转氨酶增高和肌痛等不良反应
前蛋白转化酶枯草溶菌素 9 抑制剂	PCSK9 是肝脏合成的分泌型丝氨酸蛋白酶，可与 LDLR 结合并使其降解，从而减少 LDLR 对血清 LDL-C 的清除。通过抑制 PCSK9，可阻止 LDLR 降解，促进 LDL-C 的清除	LDL-C ↓ 50%~70%	①稳定性 ASCVD。②进展性 ASCVD。③ LDL-C ≥ 4.92mmol/L［包括多基因高胆固醇血症、杂合子家族性高胆固醇血症（HeFH）和纯合子家族性高胆固醇血症（HoFH）］。④极高危且他汀类药物不耐受的患者	对 PCSK9 有严重超敏反应史的患者，包括血管性水肿、超敏性血管炎。不建议妊娠期妇女使用，哺乳期妇女应停止哺乳	注射部位发痒，流行性感冒样症状	他汀类药物和其他调脂治疗可增加 PCSK9 蛋白的产生。与单抗单药治疗相比，与他汀类、依折麦布和非诺贝特联合用药时，PCSK9 抑制剂暴露量相对降低

续表

类别	作用特点	对 LDL-C/HDL-C/TC/TG 的影响	适应证	禁忌证	不良反应	药物相互作用
胆酸螯合剂	①干扰胆酸肠肝循环，减少 TC 吸收。②主要降低 TC 和 LDL-C，对 TG 无降低作用或可轻微升高	LDL-C ↓ 18%~25%。HDL-C ↑ 3%~5%。TC ↓ 15%~20%。TG 无影响或稍有升高	高低密度脂蛋白胆固醇血症，混合型高脂血症	严重高甘油三酯血症、纯合子家族性高胆固醇血症、活动性肝病、妊娠、哺乳、过敏。绝对禁忌证为异常β脂蛋白血症和血清 TG>4.5mmol/L	①恶心、腹胀、便秘等，罕见腹痛腹泻、肠梗阻。②长期应用影响维生素 D、维生素 A、维生素 K 及钙盐吸收，需及时补充	减少地高辛、噻嗪类利尿剂、四环素、甲状腺素、普萘洛尔、华法林、叶酸及脂溶性维生素的吸收
贝特类	①苯氧芳酸及其衍生物。②增强脂蛋白酶活性，使 TG 水解程度增加。③主要降低 TG，兼降 TC。④改善葡萄糖耐量。⑤延缓动脉粥样硬化进程。⑥通过转录因子调节脂质和脂蛋白代谢过程中多个步骤而起作用	LDL-C ↓ 5%~20%。HDL-C ↑ 5%~20%。TG ↓ 25%~50%。TC ↓ 6%~15%	高甘油三酯血症，混合型高脂血症(以 TG 升高为主)，低高密度脂蛋白血症	严重肝、肾功能不全，孕妇及过敏者	①一过性肝功能异常。②增加胆石症发病率。③恶心、呕吐、食欲缺乏、肌炎、阳痿、中性粒细胞减少、皮疹等	有抑制凝血作用，与抗凝剂合用时要调整后者的剂量

续表

类别	作用特点	对 LDL-C/HDL-C/TC/TG 的影响	适应证	禁忌证	不良反应	药物相互作用
高纯度 ω-3 脂肪酸	通过减少 TG 合成与分泌及 TG 掺入 VLDL，并增强 TG 从 VLDL 颗粒中清除来降低血清 TG 浓度	TG 为 2.3~5.6mmol/L 和 ≥5.6mmol/L 的患者的 TG 水平分别降低 20%~30% 和 ≥30%	高甘油三酯血症（≥5.6mmol/L）成人患者	过敏者禁用	常见胃肠道疾病（包括腹胀、腹痛、便秘、腹泻、消化不良、胃肠胀气、嗳气、胃食管反流病、恶心或呕吐）。上市后报道的不良反应有过敏性反应、出血性倾向、荨麻疹	①采用 ω-3 脂肪酸乙酯 90 和抗凝血剂或其他影响凝血药物（如抗血小板药物）治疗的患者出血风险增加，需定期监测。②与华法林联合用药须检查 PT/INR
烟酸类	①为 B 族维生素，能增加脂肪细胞磷酸二酯酶活性，抑制脂肪分解和减少肝 VLDL 合成和分泌。②升高 HDL-C 的作用最强。③有较强外周血管扩张作用。④影响尿酸、葡萄糖代谢	LDL-C↓5%~25%。HDL-C↑15%~35%。TG↓20%~40%。TC↓5%~35%	①高甘油三酯血症，低高密度脂蛋白血症或混合型高脂血症（以 TG 升高为主）。②血管神经性头痛、偏头痛、脑动脉血栓、肺栓塞、内耳眩晕症、冻伤等	慢性肝病和严重痛风禁用；溃疡、肝毒性和高尿酸血症慎用	①面部潮红，肢体瘙痒，首剂明显胃肠道反应。诱发消化性溃疡。②诱发非糖尿病患者糖耐量异常，血尿酸增加（阿昔莫司除外）	①与他汀类药物合用可能导致横纹肌溶解。②可能加强神经节阻滞药和 α 受体阻滞剂的降压作用，导致低血压的发生。③与阿司匹林联用可能降低烟酸体内清除率

表 5-2-2　常用调脂药物一览表

类别	通用名	常用商品名	规格	用量及用法	作用特点
他汀类	阿托伐他汀钙[典][保][基]	立普妥、阿乐；尤佳	片剂、胶囊：10mg/片(粒)；20mg/片(粒)	10~20mg，qn 起始，最大 80mg/d。结合身体状况，尽量选择中低剂量的日剂量服用	①第三代中强效他汀，亲脂性，半衰期长，以肝脏代谢为主，肾功能不全者无需调整剂量。②呈剂量依赖性降低血清 TC 和 TG 水平，降 LDL-C，稳定、逆转斑块，在抗动脉硬化全程均有循证依据。③可降低尿酸水平，适用于合并高尿酸血症患者
	瑞舒伐他汀钙[保][基]	可定、京诺、舒夫坦	片剂：5mg/片；10mg/片；20mg/片	5mg，po，qn 起始；严重肾病患者 5mg/d 起始，最大剂量 20mg/d	①第三代中强效他汀，亲水性，半衰期长，对肝脏、肌肉影响小，严重肾损害者禁用。②适用于原发性高胆固醇血症（Ⅱa 型，包括杂合子家族性高胆固醇血症）或混合性脂血障碍（Ⅱb 型），也适用于纯合子家族性高胆固醇血症
	匹伐他汀[保]	力清之	片剂：2mg/片；4mg/片	1~2mg，qn，最大 4mg/d	①第三代他汀，亲脂性，半衰期长，新发糖尿病风险发生率低。②胆道闭塞者禁用，肾病患者慎用
	氟伐他汀[保]	来适可	胶囊：20mg/粒；40mg/粒	20~40mg，qn 起始，最大 80mg/d	①第二代他汀，水/脂双溶性，半衰期短，安全性高，较少发生药物间相互作用，肌酶升高及肌肉症状发生率少。②用于饮食未能完全控制的原发性高胆固醇血症和原发性混合型血脂异常
	辛伐他汀[典][保][基]	舒降之、利之舒、忆辛、京必舒新、幸露、旨泰；辛可	片剂、胶囊：5mg/片(粒)；10mg/片(粒)；20mg/片(粒)；40mg/片(粒)	一般 10~20mg，qn 起始，最大 80mg/d。CHD 二级预防可用，10~20mg，qn	①第一代他汀，亲脂性强，半衰期短，疗效是洛伐他汀的 2 倍。②适用于高脂血症，亦可用于冠心病、缺血卒中的预防（减少死亡危险性等）

续表

类别	通用名	常用商品名	规格	用量及用法	作用特点
他汀类	普伐他汀［典］［保］	普拉固、福他宁、浦惠旨、富利他之、美百乐镇	片剂：10mg/片；20mg/片；40mg/片	10~20mg，qn 起始，最大 40mg/d	①第一代他汀，亲水性，半衰期短。②适用于原发性高胆固醇血症，对纯合子型家族性高胆固醇血症疗效差
	洛伐他汀［典］［保］	俊宁、美降之、雪庆、苏欣、欣露、艾乐汀	片剂、胶囊：10mg/片（粒）；20mg/片（粒）	10~20mg，qn 起始，最大剂量 80mg/d	第一代他汀，亲脂性，一般 2 周内可见明显降脂疗效，最大疗效出现于 4~6 周
胆固醇吸收抑制剂	依折麦布［保］	益适纯	片剂：10mg/片	10mg，po，qn；病情轻微者也可考虑 5mg/d	①适用于治疗原发性高胆固醇血症，纯合子家族性高胆固醇血症和纯合子谷甾醇血症（或植物甾醇血症）。②与他汀类药物合用对 LDL-C、HDL-C 和 TG 的作用进一步增强，未见有临床意义的药物间药动学相互作用，安全性和耐受性良好
	海博麦布	赛斯美	片剂：10mg/片；20mg/片	10mg/20mg，po，qd。老年患者不需要调整剂量。鉴于本品对儿童、肝肾功能受损患者的影响尚未明确，故不推荐此类患者应用本品	本品作为饮食控制以外的辅助治疗药物，可单独或与 HMG-CoA 还原酶抑制剂（他汀类）联合用于治疗原发性（杂合子家族性或非家族性）高胆固醇血症，可降低 TC、LDL-C、载脂蛋白 B（Apo B）水平

续表

类别	通用名	常用商品名	规格	用量及用法	作用特点
贝特类	苯扎贝特［典］［保］	必降脂、阿贝他、益之特	片剂、胶囊：0.2g/片（粒）	0.2g，qd/tid，餐中/餐后服	既降脂（降低TG、TC，升高HDL-C）又降糖，对糖尿病合并高脂血症者尤为适合
	非诺贝特［典］［保］［基］	力平之、力平脂、利必非	片剂、胶囊：0.2g/片；0.25g/粒	0.2g/0.25g，qd，餐中/餐后服	①强效降低TG，且降TC作用优于其他贝特类。升HDL-C，降纤维蛋白原和血尿酸。②服药10d明显见效，2周左右（重度患者4周）血脂恢复正常
	吉非罗齐［典］［保］	诺衡	片剂：0.3g/片	0.3g，bid/qid，餐前30min服用	降血脂作用于治疗后2~5d开始出现，高峰作用出现于第4周
烟酸类	烟酸［典］	本悦、锐旨、天新爽	缓释片、缓释胶囊：0.25g/片（粒）；0.5g/片（粒）	起始用量0.375~0.5g，qn；4周后增至1g/d，渐增至最大剂量2g/d	全面调理血脂，降低TC、LDL-C、TG，是升高HDL-C水平最高的药物
	阿昔莫司［典］［保］	益平、乐脂平、乐知苹	分散片、胶囊：0.25g/片（粒）	0.25g，bid/tid，饭后服用	①烟酸衍生物，可用于治疗高甘油三酯血症（Ⅳ型），高胆固醇血症（Ⅱa型）、高甘油三酯合并高胆固醇血症（Ⅱb型）。②本品尚可作为降糖药物，在治疗糖尿病中发挥辅助作用
胆酸螯合剂	考来烯胺	消胆胺、降胆敏、沁心青	粉剂：4g/包	4~16g/d，分3次服用。最大剂量为24g/d	用于高胆固醇血症（Ⅱa型），为其首选药之一；可降低心肌梗死的发生率及冠心病的病死率；本品尚可用于动脉硬化及肝硬化、胆石症引起的瘙痒
	考来替泊	降胆宁	粉剂：5g/包。片剂：1g/片	5~20g/d，分3次服用	适用于高胆固醇血症，作用与考来烯胺基本相同

续表

类别	通用名	常用商品名	规格	用量及用法	作用特点
前蛋白转化酶枯草溶菌素9抑制剂	依洛尤单抗[保]	瑞百安	注射液 1ml：140mg	注射剂皮下注射。成人或12岁以上青少年用量为420mg，每月1次	①可用于降低心血管事件的风险、原发性高胆固醇血症和混合型血脂异常、纯合子型家族性高胆固醇血症。②可较基线降低LDL-C水平70.2%
	阿利西尤单抗[保]	波立达	注射液 1ml：150mg；1ml：75mg	注射剂皮下注射。成人剂量：常规起始剂量为75mg/次，2周1次。若患者需要更大幅度降低LDL-C，可以150mg起始给药，2周1次	①可用于心血管事件预防、原发性高胆固醇血症（包括杂合子型家族性和非家族性）和混合型血脂异常。②可较基线降低LDL-C水平48.6%
	英克司兰	乐可为	注射液 1.5ml：284mg	单次皮下注射284mg，首次给药后，在3个月时再次给药，然后每6个月给药1次	①为双链小干扰RNA（siRNA）降脂药物，给药间隔时间长，费用高。②建议对下列他汀类药物治疗LDL-C不达标患者联合使用英克司兰治疗以使LDL-C达标：ASCVD患者；高血压、糖尿病等ASCVD高危人群尚未发生过心血管事件的患者。③LDL-C降幅超过50%

续表

类别	通用名	常用商品名	规格	用量及用法	作用特点
高纯度ω-3 脂肪酸	ω-3 脂肪酸乙酯 90 软胶囊	欧玛可	胶囊 1g(每粒胶囊含二十碳五烯酸乙酯 465mg,二十二碳六烯酸乙酯 375mg,ω-3 脂肪酸乙酯总量不低于 900mg)	2g,bid;或 4g,qd	降低重度高甘油三酯血症(≥5.65mmol/L)成年患者的甘油三酯(TG)水平
其他	普罗布考[典][保]	之乐、畅泰	片剂:0.125g/片;0.25g/片	0.5g,po,qd/bid	人工合成抗氧化剂,具有抗动脉粥样硬化、延缓糖尿病肾病发展、降脂等作用。禁用于有心肌损害(如新近心肌梗死)、室性心律失常及 Q-T 间期延长者,以及孕妇和儿童

第三节　调脂药常用联合用药方案

调脂药常用联合用药方案见表 5-3-1。

表 5-3-1　调脂药常用联合用药方案

联合策略	适用情况	血脂降幅或MACE	安全性关注点
他汀类药物 + 胆固醇吸收抑制剂	单药 LDL-C 不达标	LDL-C 50%~60%	常规监测
他汀类药物 +PCSK9 单抗	单药 LDL-C 不达标	LDL-C ≈ 75%	常规监测
他汀类药物 + 胆固醇吸收抑制剂 +PCSK9 单抗	双联 LDL-C 不达标	LDL-C ≈ 85%	常规监测
他汀类药物 + 高纯度 IPE 4g/d	LDL-C 达标、TG 2.3~5.7mmol/L	MACE 风险降低 25%	房颤、出血
他汀类药物 + 非诺贝特或 ω-3 脂肪酸	LDL-C 达标、TG 2.3~5.7mmol/L	MACE 风险降低	肾功能、房颤、出血
贝特类药物 +ω-3 脂肪酸	单药 TG ≥ 5.7mmol/L	TG 60.8%~71.3%	常规监测
贝特类药物 + 烟酸类药物	单药 TG ≥ 5.7mmol/L	缺乏数据	常规监测

注：联合策略中的他汀类药物均指中等强度他汀类药物（具体种类和剂量见表 5-2-2）。ω-3 脂肪酸均指医用处方级，剂量 4g/d。PCSK9 前蛋白转化酶枯草溶菌素 9；IPE 二十碳五烯酸乙酯；LDL-C 低密度脂蛋白胆固醇；TG 甘油三酯；MACE 主要不良心血管事件。

附：WHO 制定的高脂蛋白血症分型及血脂异常分型表

WHO 制定的高脂蛋白血症分型见表 5- 附 -1，血脂异常的临床分型见表 5- 附 -2。

表 5- 附 -1　WHO 制定的高脂蛋白血症分型(可分为 5 型)

<table>
<tr><th>分型</th><th colspan="2">特点</th></tr>
<tr><td>Ⅰ型</td><td colspan="2">血浆中乳糜微粒(CM,主要含 TG)增加,而 TC 正常或轻度升高,较为罕见。见于家族性高乳糜微粒血症(家族性高 TG 血症)</td></tr>
<tr><td rowspan="2">Ⅱ型</td><td>Ⅱa 型:仅 LDL 增加,TC 升高,TG 正常,临床常见</td><td rowspan="2">主要见于家族性高胆固醇血症(家族性高 β- 脂蛋白血症)</td></tr>
<tr><td>Ⅱb 型:血浆中 VLDL 和 LDL 均增加,TC 和 TG 均升高,临床常见</td></tr>
<tr><td>Ⅲ型</td><td colspan="2">血浆 CM 残粒和 VLDL 残粒增加,TC 和 TG 均明显升高,很少见。见于家族性异常 β- 脂蛋白血症</td></tr>
<tr><td>Ⅳ型</td><td colspan="2">血浆 VLDL 增加,TG 升高,TC 正常或偏高(如高前 β- 脂蛋白血症)</td></tr>
<tr><td>Ⅴ型</td><td colspan="2">血浆 CM 和 VLDL 水平均升高,TC 和 TG 均升高,但以 TG 升高为主(如混合型高 TG 血症)</td></tr>
</table>

表 5- 附 -2　血脂异常的临床分型

分型	TC	TG	HDL-C	相当于 WHO 分型
高胆固醇血症	增高			Ⅱa
高甘油三酯血症		增高		Ⅳ、Ⅰ
混合型高脂血症	增高	增高		Ⅱb、Ⅲ、Ⅳ、Ⅴ
低高密度脂蛋白血症			降低	

第六章

糖尿病常用西药

第一节 《中国糖尿病防治指南》摘录

糖尿病是当前威胁全球人类健康的最重要的非传染性疾病之一，是冠心病的重要伴发疾病和独立危险因素。中国冠心病患者的糖代谢异常患病率(包括糖尿病前期和糖尿病)约为80%，与非糖尿病人群相比，糖尿病患者发生心、脑血管疾病的风险增加2~4倍。

1. 糖尿病的诊断与分型

糖尿病的临床诊断应依据静脉血浆血糖，而不是毛细血管血的血糖检测结果。《中国糖尿病防治指南》采用WHO(1999年)糖尿病诊断、糖代谢状态分类标准(表6-1-1，表6-1-2)。空腹血糖、随机血糖或口服葡萄糖耐量试验(OGTT)2h血糖是诊断糖尿病的主要依据，没有糖尿病典型临床症状时必须重复检测以确认诊断。在采用标准化检测方法且有严格质量控制的医疗机构，可以将糖化血红蛋白(HbA_{1c})≥6.5%作为糖尿病的补充诊断标准。但是在以下情况下只能根据静脉血浆葡萄糖水平诊断糖尿病：镰状细胞病、妊娠(中、晚期)、葡萄糖-6-磷酸脱氢酶缺乏症、艾滋病、血液透析、近期失血或输血、促红细胞生成素治疗等。

此外，急性感染、创伤或其他应激情况下可出现暂时性血糖增高，若没有明确的糖尿病病史，就临床诊断而言，不能以此时的血糖值诊断糖尿病，须在应激消除后复查，再确定糖代谢状态。在上述情况下检测HbA_{1c}有助于鉴别应激性高血糖和糖尿病。

表 6-1-1 糖尿病的诊断标准

诊断标准	静脉血浆葡萄糖或 HbA_{1c} 水平
典型糖尿病症状(多饮、多尿、多食、不明原因体重下降)	
加上随机血糖检测	≥ 11.1mmol/L
或加上空腹血糖检测	≥ 7.0mmol/L
或加上 OGTT 2h 血糖	≥ 11.1mmol/L
或加上 HbA_{1c}	≥ 6.5%
无糖尿病症状者,需改日重复检查	

注:OGTT 为口服葡萄糖耐量试验;HbA_{1c} 为糖化血红蛋白。空腹状态指至少 8h 没有进食热量;随机血糖指不考虑上次用餐时间,一天中任意时间的血糖,不能用来诊断空腹血糖受损或糖耐量异常。

表 6-1-2 糖代谢状态分类(WHO 1999 年)

糖代谢分类	静脉血浆葡萄糖 /($mmol \cdot L^{-1}$)	
	空腹血糖	糖负荷后 2h 血糖
正常血糖(NGR)	<6.1	<7.8
空腹血糖受损(IFG)	≥ 6.1,<7.0	<7.8
糖耐量减低(IGT)	<7.0	≥ 7.8,<11.1
糖尿病(DM)	≥ 7.0	≥ 11.1

注:IFG 和 IGT 统称为糖调节受损,也称为糖尿病前期;空腹血糖正常参考范围下限通常为 3.9mmol/L。

WHO 主要根据病因学证据将糖尿病分为四大类,即 1 型糖尿病(T1DM)、2 型糖尿病(T2DM)、妊娠糖尿病和特殊类型糖尿病。T1DM 显著的病理生理学特征是胰岛 β 细胞数量显著减少乃至消失,导致的胰岛素分泌显著下降或缺失。T2DM 显著的病理生理学特征为胰岛素调控葡萄糖代谢能力的下降(胰岛素抵抗)伴随胰岛 β 细胞功能缺陷,导致的胰岛素分泌减少(或相对减少)。我国患病人群中以 2 型糖尿病为主,占 90% 以上。

2. 糖尿病的治疗目标

近期目标是通过控制高血糖和相关代谢紊乱来消除糖尿病症状和防止出现急性代谢并发症,糖尿病治疗的远期目标是通过良好的代谢控制达到预防慢性并发症、提高患者生活质量和延长寿命的目的。

3. 糖尿病的治疗策略

T2DM的治疗策略应该是综合性的，包括血糖、血压、血脂、体重的控制，以及抗血小板治疗和改善生活方式等措施。降糖治疗包括饮食控制、合理运动、血糖监测、糖尿病教育和应用降糖药物等综合性治疗措施，治疗路径见后文。糖尿病患者降压治疗的获益主要与血压控制本身有关，药物选择综合考虑疗效、心肾保护作用、安全性和依从性、对代谢的影响等因素，通常以ACEI或ARB为首选药物，对于糖尿病合并高血压的患者降压的目标值应该个体化，需要考虑心血管风险性、降压药可能的不良反应和患者的意愿。调脂治疗以降低LDL-C为首要目标，临床首选他汀类调脂药物，虽有报道显示他汀类药物可能增加糖尿病发病风险，但其降低心血管事件的获益大于糖代谢紊乱的增加，仍推荐使用。推荐基于总体心血管风险采取降糖、降压、调脂及合理应用阿司匹林治疗，以预防和降低心血管事件和糖尿病微血管病变的发生风险。

4. 糖尿病的综合控制目标

T2DM患者常合并代谢综合征的一个或多个组分，如高血压、血脂异常、肥胖等，使T2DM并发症的发生风险、进展速度及危害显著增加，因此科学、合理的T2DM治疗策略应该是综合性的，包括血糖、血压、血脂、体重的控制，以及抗血小板治疗和改善生活方式等措施(表6-1-3)。血糖的控制在糖尿病代谢管理中具有重要的意义。HbA_{1c}是反映血糖控制状况的最主要指标(表6-1-4)。HbA_{1c}控制目标应遵循个体化原则，年龄较轻、病程较短、预期寿命较长、无并发症、未合并心血管疾病的T2DM患者在没有低血糖及其他不良反应的情况下可采取更严格的HbA_{1c}控制目标，反之则采取相对宽松的HbA_{1c}目标。对大多数非妊娠成年T2DM患者，合理的HbA_{1c}控制目标为<7%。

表6-1-3　中国2型糖尿病综合控制目标

指标	目标值
毛细血管血糖/$(mmol \cdot L^{-1})$	
空腹	4.4~7.0
非空腹	10.0
糖化血红蛋白/%	<7.0

续表

指标	目标值
血压 /mmHg	<130/80
总胆固醇 /($mmol \cdot L^{-1}$)	<4.5
高密度脂蛋白胆固醇 /($mmol \cdot L^{-1}$)	
男性	>1.0
女性	>1.3
甘油三酯 /($mmol \cdot L^{-1}$)	<1.7
低密度脂蛋白胆固醇 /($mmol \cdot L^{-1}$)	
未合并动脉粥样硬化性心血管疾病	<2.6
合并动脉粥样硬化性心血管疾病	<1.8
体重指数 /($kg \cdot m^{-2}$)	<24.0

表 6-1-4 糖化血红蛋白与平均血糖水平的相关关系

糖化血红蛋白 /%	平均血糖水平	
	mg/dl	mmol/L
6	126	7.0
7	154	8.6
8	183	10.2
9	212	11.8
10	240	13.4
11	269	14.9
12	298	16.5

5. 2 型糖尿病高血糖治疗路径

控制高血糖的策略是综合性的，包括生活方式管理、血糖监测、糖尿病教育和应用降糖药物等措施。T2DM 是一种进展性的疾病，随着病程的进展，血糖有逐渐升高的趋势，控制高血糖的治疗强度也应随之加强。

医学营养治疗和运动治疗是生活方式干预的核心，生活方式干预、糖尿病自我管理教育与支持（DSMES）是 T2DM 的基础治疗措施，应贯穿于治疗的始终。起始降糖药物的选择取决于患者的临床特征，应根据患者的代谢状态、共病情况、社会支持等因素实行分层管理。

二甲双胍是目前最常用的降糖药，具有降糖效果好、不增加低血糖风险、具有多种降糖之外的潜在益处、费效比优越、药物可及性良好等优点。有些胰高糖素样肽 -1 受体激动剂（GLP-1RA）和钠 - 葡萄糖共转运蛋白 2 抑制剂（SGLT2i）具有独立于降糖之外的心血管、肾脏保护作用，推荐动脉粥样硬化性心血管疾病（ASCVD）或其高风险的 T2DM 患者，选择具有降低心血管事件风险证据的 GLP-1RA 或 SGLT2i；推荐 T2DM 合并心力衰竭（HF）者，选择 SGLT2i；推荐 eGFR ≥ 20ml/（min·1.73m^2）伴慢性肾脏病（CKD）的 T2DM 患者，选择有 CKD 获益证据的 SGLT2i 或 GLP-1RA；不伴 ASCVD 或其高风险、HF 或 CKD 的 T2DM 患者，如无超重或肥胖，推荐选择二甲双胍治疗；如有超重或肥胖，选择有减重证据的降糖药，包括 GLP-1RA、SGLT2i 和双肠促胰素。推荐对于合并代谢相关脂肪性肝病的 T2DM 患者，选择有肝和心血管获益证据的 GLP-1RA 或双肠促胰素。

选择降糖药还必须充分考虑药物可及性和社会支持因素。二甲双胍是目前可及性最好的降糖药，且具有优越的费效比，有 GLP-1RA 或 SGLT2i 强适应证的 T2DM 患者，在不能使用 GLP-1RA 或 SGLT2i 的情况下，如无二甲双胍禁忌证，首选二甲双胍治疗。

采用一种降糖药治疗血糖不达标者，在排除了生活方式管理不充分、依从性不佳等因素后，应及时进行二联治疗，通常采用二甲双胍联合另一种其他类别的降糖药；二联治疗 3 个月不达标的患者，应启动三联治疗，即在二联治疗的基础上加用另一种不同机制的降糖药。如三联治疗血糖仍不达标，则应将治疗方案调整为多次胰岛素治疗（基础胰岛素加餐时胰岛素或每日多次预混胰岛素类似物）。采用多次胰岛素治疗时，应停用胰岛素促泌剂。合并 CKD 的糖尿病患者易出现低血糖，合并 ASCVD 或 HF 的患者低血糖危害性大，应加强血糖监测。在 T2DM 的任何阶段（包括新诊断时），如出现典型的高血糖症状或酮症，给予胰岛素治疗。

使用降糖药物时要特别注意药物的禁忌证，并在使用过程中密切观察相关的不良反应。伴 HF 或骨质疏松者不用噻唑烷二酮（TZD）类降糖药，消瘦患者一般不用有减重作用的药物，如 GLP-1RA、SGLT2i 和双肠促胰素，低血糖风险高或危害大的患者（如独居老人、驾驶者等）尽量选择不增加低血糖风险的降糖药或低血糖风险相对较低的降糖方案，如 α- 糖苷酶抑制剂、TZD、二肽基肽酶Ⅳ抑制剂（DPP-4i）、SGLT2i 或 GLP-1RA。联合应用降糖药物时要考虑药物之间的禁忌，如胰岛素促泌剂之间不联合、DPP-4i 不和 GLP-1RA 或含有 GLP-1RA 的固定比例复方（FRC）制剂联合、基础胰岛素不和 FRC 制剂联合。T2DM 高血糖治疗的简易路径见图 6-1-1。

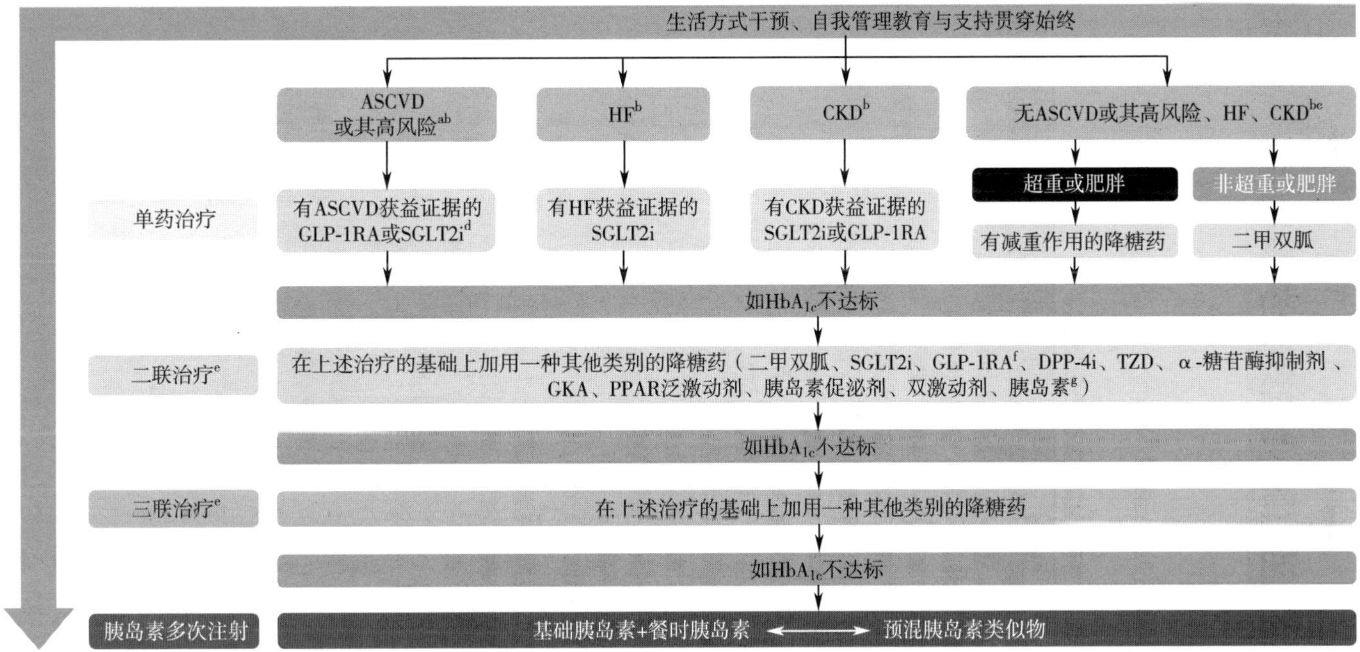

ASCVD 为动脉粥样硬化性心血管疾病；HF 为心力衰竭；CKD 为慢性肾脏病；GLP-1RA 为胰高糖素样肽 -1 受体激动剂；SGLT2i 为钠 - 葡萄糖共转运蛋白 2 抑制剂；HbA_{1c} 为糖化血红蛋白；DPP-4i 为二肽基肽酶Ⅳ抑制剂；TZD 为噻唑烷二酮；GKA 为葡萄糖激酶激活剂；PPAR 为过氧化物酶体增殖物激活受体；[a] 高风险指年龄 ≥ 55 岁伴以下至少 2 项，肥胖、高血压、吸烟、血脂异常或白蛋白尿；[b] 如基线 HbA_{1c} 较高，可起始二联治疗，如伴显著高血糖症状或酮症，可起始胰岛素治疗；[c] 伴代谢相关脂肪性肝病者选择有肝和心血管获益证据的 GLP-1RA 或双激动剂；[d] 有卒中病史者选用 GLP-1RA 或吡格列酮；[e] 包括固定剂量复方制剂和基础胰岛素 /GLP-1RA 的固定比例复方制剂；[f] 包括注射制剂和口服片剂；[g] 包括基础胰岛素、基础胰岛素 /GLP-1RA 的固定比例复方制剂和双胰岛素类似物。

图 6-1-1　2 型糖尿病高血糖治疗简易路径［引自《中国糖尿病防治指南（2024 版）》］

第二节　常用口服降糖药分类及特点

常用口服降糖药分类及特点见表 6-2-1。

表 6-2-1　常用口服降糖药分类及特点

种类	作用特点	适应证	禁忌证	不良反应
双胍类	通过减少肝葡萄糖输出和改善外周胰岛素抵抗而降低血糖，可使 HbA_{1c} 降低 1.0%~1.5%。单独使用无低血糖风险	无 ASCVD 及其高风险、HF 或 CKD 的 T2DM 患者的首选用药，药物联合中的基本用药	肝、肾功能不全者禁用；急性代谢性酸中毒、严重感染、缺氧、低血容量或接受大手术的患者；使用碘化造影剂时禁用；妊娠期、哺乳期禁用	主要为胃肠道反应，长期服用可引起维生素 B_{12} 水平下降
磺脲类	通过刺激胰岛 β 细胞分泌胰岛素，增加体内的胰岛素水平而降低血糖，可使 HbA_{1c} 降低 1.0%~1.5%，使用不当易导致低血糖	用于改善单用饮食控制疗效不满意的轻、中度 2 型糖尿病患者的血糖	禁用于 1 型糖尿病、低血糖昏迷或昏迷前期、糖尿病合并酮症酸中毒、晚期尿毒症者，严重烧伤、感染、外伤和大手术、肝肾功能不全者，肾上腺功能不全，白细胞减少者，对本品及磺胺药过敏者，妊娠及哺乳期妇女禁用	低血糖风险（特别是老年患者和肝、肾功能不全者），体重增加
格列奈类	主要通过刺激胰岛素的早时相分泌而降低餐后血糖，也有一定的降空腹血糖作用，可使 HbA_{1c} 降低 0.5%~1.5%	可在肾功能不全的患者中使用	1 型糖尿病、酮症酸中毒、严重肝功能不全者禁用；儿童、妊娠期、哺乳期、>75 岁老年患者禁用	低血糖和体重增加，但低血糖的风险较磺脲类药物轻

续表

种类	作用特点	适应证	禁忌证	不良反应
α-糖苷酶抑制剂	通过抑制碳水化合物在小肠上部的吸收而降低餐后血糖，可以使 HbA_{1c} 降低 0.5%，并能使体重下降。单独服用不易导致低血糖	适用于以碳水化合物为主要食物成分的餐后血糖升高的患者	禁用于妊娠及哺乳期妇女，有明显的消化和吸收障碍的慢性胃肠功能紊乱患者，由于胀气可能恶化的患者，严重肾功能不全（肌酐清除率<25ml/min）者，18岁以下患者，对药物过敏者。伏格列波糖禁用于严重酮症、糖尿病昏迷或昏迷前患者，严重感染、术前后或严重创伤患者	常见胃肠道反应（如腹胀、排气等），若出现低血糖，治疗时需使用葡萄糖或蜂蜜，而食用蔗糖或淀粉类食物纠正低血糖的效果差
噻唑烷二酮类（TZD）	主要通过增加靶细胞对胰岛素作用的敏感性而降低血糖，可使 HbA_{1c} 降低 0.7%~1.0%	用于饮食疗法或运动疗法加双胍类、磺脲类、α-糖苷酶抑制剂控制不佳的2型糖尿病	禁用于妊娠及哺乳期妇女，18岁以下患者，心力衰竭（NYHA心功能分级Ⅱ级以上），活动性肝病或转氨酶增高超过正常上限2.5倍，严重骨质疏松和骨折病史的患者	常见体重增加、水肿、上呼吸道感染、头痛、背痛、鼻窦炎、腹泻等；可引起肝功能异常。单独使用时不增加低血糖风险，但与胰岛素或胰岛素促泌剂联合使用时可增加低血糖风险。TZD的使用与骨折和心力衰竭风险增加相关
二肽基肽酶Ⅳ抑制剂（DPP-4i）	通过抑制二肽基肽酶Ⅳ而减少GLP-1体内的失活，使内源性GLP-1水平升高。GLP-1以葡萄糖浓度依赖的方式增加胰岛素分泌，抑制胰高血糖素分泌。可使 HbA_{1c} 降低 0.4%~0.9%	用于改善饮食和运动不能控制的T2DM患者	禁用于对本品有严重超敏反应史的患者，妊娠及哺乳期妇女。维格列汀禁用于肝功能不全的患者，包括开始给药前血清ALT或AST大于3倍正常值上限的患者，18岁以下患者	不良反应有眩晕、头痛、便秘、关节痛、低血糖、外周水肿、多汗、鼻咽炎、急性胰腺炎、超敏反应等，常见的不良反应一般较轻且为暂时性的，无需停药

续表

种类	作用特点	适应证	禁忌证	不良反应
钠 - 葡萄糖共转运蛋白 2 抑制剂(SGLT2i)	通过抑制肾对葡萄糖的重吸收，降低肾糖阈，从而促进尿糖的排出。单药治疗可使 HbA_{1c} 降低 0.5%~1.2%，此外还有一定的减轻体重和降压作用，可使体重下降 0.6~3.0kg。不增加低血糖风险	成人 T2DM	重度肝功能受损(Child-Pugh C 级)患者不推荐使用，不用于 eGFR < 30mL/(min·1.73m^2) 的终末期肾病或需要透析患者，妊娠及哺乳期妇女，1 型糖尿病和糖尿病酮症酸中毒患者	常见不良反应为泌尿系统和生殖系统感染及与血容量不足相关的不良反应，罕见不良反应包括糖尿病酮症酸中毒。此外，用药过程中还应警惕急性肾损伤
肠促胰岛素抑制剂(GLP-1RA)	通过激活胰高糖素样肽 -1(GLP-1)受体以葡萄糖浓度依赖的方式刺激胰岛素分泌和抑制胰高血糖素分泌，同时增加肌肉和脂肪组织葡萄糖摄取，抑制肝葡萄糖的生成而发挥降糖作用，并可抑制胃排空，抑制食欲。有减重作用，部分药物临床证据显示有心血管及肾脏保护作用	单用 / 联用二甲双胍、磺酰脲类口服降糖药疗效不佳的成人 2 型糖尿病患者的血糖控制	有甲状腺髓样癌(MTC)个人或家族史或有多发性内分泌肿瘤综合征 2 型(MEN2)的患者禁用；对药物过敏者禁用；妊娠及哺乳期妇女，1 型糖尿病和糖尿病酮症酸中毒患者禁用	常见不良反应包括恶心、腹痛、腹泻、食欲下降、呕吐和便秘，发生率在 5% 以上。与胰岛素或胰岛素促泌剂联合使用时可增加低血糖风险。其他少见不良反应包括过敏、胰腺炎、心率加快、皮疹、过敏部位皮疹、红斑、急性肾损害等
PPAR 泛激动剂	能同时激活过氧化物酶体增殖物激活受体(PPAR)三个亚型受体，并诱导下游与胰岛素敏感性、脂肪酸氧化、能量转化和脂质转运等功能相关的靶基因表达，抑制与胰岛素抵抗相关的 PPARγ 受体磷酸化	配合饮食和运动，改善 T2DM 患者的血糖控制	禁用于对西格列他钠中任何成分过敏者，1 型糖尿病和糖尿病酮症酸中毒患者。中重度肝肾功能损害者慎用	水肿、体重增加、轻度增高 LDL-C

续表

种类	作用特点	适应证	禁忌证	不良反应
葡萄糖激酶激活剂（GKA）	通过激活葡萄糖激酶改善 T2DM 患者的血糖稳态。单药治疗可使 HbA_{1c} 降低 0.57%。低血糖风险小	改善成人 2 型糖尿病患者的血糖控制	禁用于对多格列艾汀中任何成分过敏者。妊娠期及哺乳期患者证据不足，不推荐使用。不适用于 1 型糖尿病和糖尿病酮症酸中毒患者、高血糖高渗状态者	低血糖、肝功能异常、血脂、尿酸血压升高

第三节　常用降糖药

常用降糖药见表 6-3-1。

表 6-3-1　常用降糖药一览表

类别	通用名	常用商品名	规格	服法及时间	备注
双胍类	二甲双胍肠溶片[典][保][基]	君力达、君士达新	200mg/片；250mg/片	① 16 岁以上患者：从小剂量开始，渐增剂量。通常以 500mg，bid 或 850mg，qd 起始，一周后依耐受程度加量，最大 2 550mg/d。随餐服用。② 10~16 岁青少年：每日最高剂量为 200mg/d，分 2~3 次服用	①禁用于 10 岁以下儿童、妊娠及哺乳期妇女、可造成组织缺氧的疾病尤其是急性疾病或慢性疾病的恶化、严重感染和外伤、外科大手术、临床有低血压和缺氧症状等，以及任何急性代谢性酸中毒、糖尿病昏迷前期、急性乙醇中毒、酗酒、维生素 B_{12} 及叶酸缺乏未纠正者、对本品过敏者；禁用于严重的肾功能衰竭患者。②与胰岛素或胰岛素促泌剂联合应用须谨慎，低血糖风险增高；与华法林合用增加出血倾向。③造影检查如使用碘化对比剂时，检查当日停用二甲双胍，在检查完至少 48h 且复查肾功能无变化后可继续用药
	二甲双胍缓释片[典][保][基]	唐落、山姆士、倍顺、麦克罗辛、瑞久	250mg/片；500mg/片		
	二甲双胍[典][保][基]	格华止	500mg/片		
磺脲类胰岛素促泌剂(SU)	格列本脲[典][保][基]	格列本脲片	2.5mg/片	一般患者开始 2.5mg/次，早餐前或早餐及午餐前各 1 次。轻症者 1.25mg/次，tid，3 餐前服。用药 7d 后剂量递增，一周增加 2.5mg。一般用量为 5~10mg/d，最大用量不超过 15mg/d	第二代 SU，降糖作用强，半衰期 10h，肝内代谢，肝肾排出各 50%。老年及肾功能不全患者易出现低血糖 ①老年患者或以餐后血糖升高为主者宜选用较短效类药物，如格列吡嗪(普通剂型)、格列喹酮。②病程较长，空腹血糖较高的 2 型糖尿病患者可选用中长效药物(格列本脲、格列美脲、格列齐特、格列吡嗪控释片)，依从性差者选用长效制剂。③与下列药物合用可增加低血糖的发生：

续表

类别	通用名	常用商品名	规格	服法及时间	备注	
磺脲类胰岛素促泌剂（SU）	格列齐特［典］［保］［基］	达美康	80mg/ 片	初始日剂量为 40~80mg，早晚两餐前服用；开始时 bid，连服 2~3 周，然后根据血糖水平调整用量；最大日剂量不超过 320mg	第二代 SU，降糖作用较格列本脲弱，作用时间较短，低血糖发生率低。主要通过尿液排泄。尤其适用于肥胖及老年患者	丙磺舒、别嘌醇、H_2 受体拮抗剂（西咪替丁、雷尼替丁）、氯霉素、抗真菌药（咪康唑）、抗凝药、水杨酸盐、贝特类降脂药、其他降糖药物等。与糖皮质激素、雌激素、噻嗪类利尿剂、苯妥英钠、利福平合用可升高血糖；β 受体阻滞剂可拮抗磺脲类药物的促胰岛素分泌作用又可掩盖低血糖的警觉症状
			30mg/ 片（缓释）	建议首次剂量为 30mg/d，于早餐时服用。如血糖水平控制不佳，剂量可逐次增至 60mg/d、90mg/d 或 120mg/d，一次增量间隔至少 4 周（治疗 2 周后血糖仍无下降时除外），最大日剂量为 120mg		

续表

类别	通用名	常用商品名	规格	服法及时间	备注
磺脲类胰岛素促泌剂（SU）	格列吡嗪［典］［保］［基］	西博格、元坦	5mg/ 片	餐前 30min 服用，起始剂量 2.5~5.0mg/d，以后根据血糖和尿糖情况增减剂量，每次增减 2.5~5.0mg，一日最大剂量不超过 20~30mg，分 2~3 次餐前服用	瑞易宁为控释剂，胃肠道严重狭窄者禁用
		瑞易宁(控释)	5mg/ 片		
		麦林格、秦苏、美吡哒(缓释)	5mg/ 片		
		唐贝克(缓释)	10mg/ 片		
	格列喹酮［典］［保］［基］	糖适平、捷适	30mg/ 片	应在餐前 30min 服用。一般日剂量为 15~120mg，酌情调整，通常日剂量 <30mg 者可于早餐前一次服用；更大剂量应分 3 次分别于餐前服用，最大日剂量不得超过 180mg	第二代短效 SU，适用于病程短、病情轻患者，老年患者及轻度肾功能不全者
	格列美脲［典］［保］［基］	佳和洛	1mg/ 片	起始剂量 1mg，qd 顿服；建议早餐前不久或早餐中服用，若不进早餐则于第 1 次正餐前不久或餐中服用；如血糖控制不满意，可每隔 1~2 周逐步增加剂量至 2mg/d、3mg/d、4mg/d，最大推荐剂量为 6mg/d	第三代 SU，结合、解离 SU 受体均较快，较少低血糖
		亚莫利、万苏平、普仁平、伊瑞	2mg/ 片		

续表

类别	通用名	常用商品名	规格	服法及时间	备注
α-糖苷酶抑制剂	阿卡波糖［典］［保］［基］	拜糖平、卡博平	片剂：50mg/片。胶囊：50mg/粒；100mg/粒	用餐前即刻整片吞服或与前几口食物一起咀嚼服用(胶囊除外)，剂量需个体化。一般推荐剂量为50mg，tid，以后逐渐增加至100mg，tid	①对于脂肪、蛋白质为主要能量来源的患者疗效欠佳。②降低糖化血红蛋白作用，阿卡波糖>米格列醇>伏格列波糖，伏格列波糖相对不良反应轻微。③与二甲双胍、磺脲类药物或胰岛素合用时，可能会出现低血糖，故需减少其他降糖药的剂量；与其他药合用时如果出现低血糖，治疗需使用葡萄糖，牛奶或蜂蜜；食用蔗糖或淀粉类食物纠正低血糖的效果差，糖尿病酮症酸中毒患者禁用。④阿卡波糖可影响地高辛的生物利用度，需调整地高辛的剂量；避免同时服用考来酰胺、肠道吸附剂和消化酶类制剂，以免影响疗效。⑤米格列醇可使雷尼替丁和普萘洛尔的生物利用度分别降低约60%和40%。可能使地高辛的血药浓度降低，避免同时服用肠道吸附剂及含淀粉酶、胰酶等可分解糖类的助消化酶剂。重度肝功能不全者无需调整米格列醇剂量
	伏格列波糖［典］［保］	倍欣	0.2mg/片	0.2mg，po，tid，餐前服用，服药后即可进餐。疗效不明显时根据临床观察可将一次量增至0.3mg	
	米格列醇［保］	来平、瑞舒、奥恬苹、德赛天	50mg/片	初始剂量25mg，tid；4~8周后剂量增加至50mg，tid；最大推荐剂量是100mg，tid，每日正餐前服用	

续表

类别	通用名	常用商品名	规格	服法及时间	备注
格列奈类	瑞格列奈［典］［保］	孚来迪	1mg/ 片	在主餐前 15min 服用。推荐起始剂量为 0.5mg/次，以后如需要可每周或每 2 周调整剂量。接受其他口服降血糖药治疗的患者转用瑞格列奈时的推荐起始剂量为 1mg/ 次；最大的推荐剂量为 4mg/ 次，但最大日剂量不应超过 16mg	①发挥降糖作用须有葡萄糖存在，故仅进餐时刺激胰岛素分泌，不易引起低血糖。②餐前服用，迅速发挥疗效，餐后服用则不能快速吸收，降低效果。③老年患者无需调整起始剂量；肾功能不全患者无需调整起始剂量。④与 CYP3A4 抑制剂如酮康唑、红霉素等合用可升高瑞格列奈血浆水平，而与 CYP3A4 诱导剂如利福平、苯妥英钠合用可降低瑞格列奈血浆水平，故上述两类药物不宜与瑞格列奈合用。口服避孕药、噻嗪类药物、肾上腺皮质激素、达那唑、甲状腺激素和拟交感神经药降低本药降糖效果，单胺氧化酶抑制剂（MAOI）、非选择性 β 受体阻滞剂、血管紧张素转化酶抑制剂（ACEI）、非甾体抗炎药、水杨酸盐、奥曲肽、乙醇及促合成代谢的激素可能增强降糖效果。⑤那格列奈代谢途径及药物相互作用与瑞格列奈相似，但起效更快，作用时间更短。不适宜对 SU 类不敏感的患者，也不宜与 SU 类药物合用
		诺和龙	1mg/ 片；2mg/ 片		
	那格列奈［典］［保］	唐力、贝加、唐瑞	120mg/ 片	可单独应用，也可与二甲双胍合用。起始剂量 60mg，tid，主餐前 15min 服用。常用剂量为餐前 60~120mg，并根据 HbA_{1c} 水平调整剂量	
		易克亚欣、迪方、唐易	30mg/ 片		
	米格列奈钙片［典］［保］	法迪、法艾斯	5mg/ 片；10mg/ 片	成人 10mg，tid，po，最大剂量为 60mg/d。餐前 5min 内服用	

续表

类别	通用名	常用商品名	规格	服法及时间	备注
二肽基肽酶Ⅳ抑制剂	西格列汀[保][基]	捷诺维	100mg/片	100mg，qd，服药时间不受进食限制	肾功能不全时调整剂量，中度肝功能不全不需调整剂量
	沙格列汀[保]	安立泽	5mg/片	5mg，qd，空腹或进餐后均可	肾功能不全时调整剂量。肝功能受损慎用，心功能不全数据有限，患胰腺炎时停用。与CYP3A4/5强抑制剂（如阿扎那韦、克拉霉素、茚地那韦、伊曲康唑、奈法唑酮、奈非那韦、利托那韦、沙奎那韦和泰利霉素等）联用时，应将沙格列汀剂量限制在2.5mg
	阿格列汀[保]	尼欣那	25mg/片	25mg，qd，空腹或进餐后均可	肾功能不全时需调整剂量，肝功能受损慎用，胰腺炎时停用。与β受体阻滞剂、水杨酸制剂、单胺氧化酶抑制剂、华法林等合用可增强降糖作用；肾上腺素、肾上腺皮质激素、甲状腺激素等可降低降糖作用
噻唑烷二酮类	吡格列酮[保][基]	芙友、瑞彤、卡司平、列洛、欧迪贝、万苏敏、艾可拓、瑞格临、安龙平、泰洛平	15mg/片	15~30mg，qd，最大剂量为45mg/d。空腹或餐后均可	与CYP2C8诱导剂（如利福平）合用导致吡格列酮药时曲线下面积降低，需密切注意血糖水平；与CYP2C8抑制剂（如吉非罗齐）合用可升高吡格列酮药时曲线下面积，合用时需降低用量。同时应用噻唑烷二酮和含乙炔雌二醇、炔诺酮的口服避孕药时，二者的血浆浓度都会降低约30%，非选择性β受体阻滞剂、水杨酸制剂、MAOI，华法林等可增强降糖作用；肾上腺素、肾上腺皮质激素、甲状腺激素等可降低降糖作用；合用时应密切注意血糖变化
		瑞彤、卡司平、艾汀、贝唐宁	30mg/片		

续表

类别	通用名	常用商品名	规格	服法及时间	备注
噻唑烷二酮类	马来酸罗格列酮［保］	文迪雅、爱能、耐迪、泰罗、奥洛华	4mg/片	4mg，qd 或 2mg，bid，8~12 周后可增至 8mg，最大剂量为 8mg/d。空腹或餐后均可	①有增加心血管病的危险，药物相互作用同吡格列酮。②可能使无排卵妇女恢复排卵，注意避孕
SGLT2 抑制剂	恩格列净［保］	欧唐静、赛菲可、万苏靖	10mg/片；25mg/片	推荐起始剂量为 10mg，qd，空腹或进食后服药。耐受本品的患者剂量可以增加至 25mg	①有减重作用，同时具有独立于降糖之外的心血管、肾脏保护作用。②使用时应饮用大量水以防尿路感染。禁用于重度肾损害［eGFR＜30ml/(min·1.73m^2)］、终末期肾病或需要透析的患者，妊娠及哺乳期妇女，1 型糖尿病和糖尿病酮症酸中毒患者。③尿苷二磷酸葡萄糖醛酸基转移酶选择诱导剂（利福平、苯妥英钠、苯巴比妥和利托那韦）能够降低卡格列净作用；达格列净、艾托格列净与其他药物目前没有发现有临床意义的相互作用
	卡格列净［保］	怡可安、赛力平	100mg/片；300mg/片	推荐起始剂量为 100mg，qd，po，第一餐前服用。对于需加强血糖控制、eGFR ≥60ml/(min·1.73m^2) 且耐受的患者，剂量可增加至 300mg，qd	
	艾托格列净［保］	捷诺妥	5mg/片	推荐起始剂量为 5mg，qd，po，早晨服用，与食物一同或空腹服用	
	达格列净［保］［基］	安达唐、芙泽、和唐净	5mg/片；10mg/片	推荐起始剂量为 5mg，qd，po，晨服，不受进食限制。对于需加强血糖控制且耐受 5mg，qd 的患者，剂量可增加至 10mg，qd	

续表

类别	通用名	常用商品名	规格	服法及时间	备注
GLP-1受体激动剂	艾塞那肽［保］	百泌达	5μg	皮下注射。推荐起始剂量为5μg,bid,于早餐和晚餐(或正餐前,大约间隔6h或更长时间)前60min内给药。治疗1个月后,可根据临床反应增加至10μg/次	①短效,半衰竭2.4h,经蛋白水解酶降解后,通过肾小球滤过排出。② eGFR<30ml/(min·1.73m^2)慎用;eGFR在30~80ml/(min·1.73m^2)的患者不用调整剂量。③具有延缓胃排空作用,可减少口服药物的吸收程度和速度。对正在口服需快速通过胃肠道吸收药物的患者建议注射前1h服用,与胰岛素、磺脲类药物联用有低血糖风险
	利拉鲁肽［基］［保］	诺和力	3ml∶18mg	皮下注射。起始剂量为0.6mg/d,至少1周后,剂量应增加至1.2mg/d。最大剂量不超过1.8mg/d	①可用于降低伴有心血管疾病的成人2型糖尿病患者主要心血管不良事件危险。②长效,半衰期13h,经蛋白水解酶降解后排出,轻中度肝功能不全者无需调整剂量,重度肝功能不全者不推荐使用;轻中重度肾功能不全者无需调整剂量,终末期肾病患者不推荐使用。③本品对胃排空轻度延迟,可能会影响同时口服的其他药物的吸收。可能存在引起胰腺炎的风险
	度拉糖肽［保］	度易达	0.75∶0.5ml;1.5mg∶0.5ml	皮下注射。推荐起始量为0.75mg,qw。为进一步改善血糖控制,剂量可增加至1.5mg,qw	①超长效,半衰期4.7d,蛋白质分解代谢,肝功能受损者无需调整剂量,轻中度肾功能不全者无需调整剂量,终末期肾病患者不推荐使用。②与西格列汀联用时注意监测血糖

续表

类别	通用名	常用商品名	规格	服法及时间	备注
GLP-1受体激动剂	司美格鲁肽［保］	诺和泰、诺和盈	1.34mg/ml，1.5ml 或 3ml	皮下注射，每周注射 1 次，可在一天中任意时间注射，无需根据进餐时间给药，起始剂量为 0.25mg，每 4 周可剂量倍增，剂量最大不超过每周 1mg	①可用于降低伴有心血管疾病的成人 2 型糖尿病患者的主要心血管不良事件危险。②超长效，半衰期 7d，尿液、粪便 / 蛋白质分解代谢，轻中度肝功能不全者无需调整剂量，重度肝功能不全者不推荐使用；轻中重度肾功能不全者无需调整剂量，终末期肾病患者不推荐使用。③与华法林联用时应监测 INR
	贝那鲁肽［保］	谊生泰	4.2mg∶2.1ml	皮下注射。起始剂量为 0.1mg（50μl），tid，餐前 5min 皮下注射，治疗 2 周后，剂量应增至 0.2mg（100μl），tid	①短效，半衰期 11min，经肾脏代谢，肝肾功能不全患者应用临床证据不足。②最常见不良反应为轻到中度恶心，症状的发生频率和严重程度会随着治疗时间的延长而降低。药物相互作用临床研究证据尚不足
	利司那肽［保］	利时敏	10μg；20μg	皮下注射。起始剂量为 10μg，qd，应用 14d。第 15 天开始，20μg，qd，固定维持剂量。本品给药时间在每日任何一餐前 1h 内，当选择了最方便的一餐后，最好在同一餐前注射。如果遗漏了一次给药，应在下一餐前 1h 时内注射	①短效，半衰期 3h，肾小球滤过清除，然后经过肾小管重吸收及后续的代谢降解。肝功能不全者无需调整剂量，轻中度肾功能不全者无需调整剂量，eGFR＜30mL/(min·1.73m^2) 者慎用。②对于疗效部分依赖于阈浓度的口服药如抗菌药物及对含有胃降解敏感成分的抗胃溶作用的制剂，应建议患者在利司那肽注射前至少 1h 或注射后 4h 使用

续表

类别	通用名	常用商品名	规格	服法及时间	备注
GLP-1受体激动剂	洛塞那肽	孚来美	0.1mg∶0.5ml；0.2mg∶0.5ml	起始剂量为0.1mg，qw腹部皮下注射，如血糖控制效果不满意，可增加到0.2mg，qw	①轻度肾功能不全者无需调整剂量，中度肾功不全者需调整剂量。②对于接受需经胃肠道快速吸收的口服药物治疗的患者，建议慎用。对于一些接受延长释放制剂治疗的患者，由于胃部停留时间延长所致的释放增加可能会略增加其药物暴露
	司美格鲁肽（口服）	诺和忻	3mg/片；7mg/片；14mg/片	一般3mg，qd起始，服用1个月后可逐渐增量至7mg，qd，最大剂量为14mg/d。白开水送服，服药前后30min避免进食及服用其他药物。不可嚼碎	①超长效，半衰期7d，通过肽骨架的蛋白水解裂解和脂肪酸侧链的连续β-氧化进行代谢，经尿液、粪便排泄，对于肾功能不全者，临床数据有限，终末期肾病患者不推荐使用。②增加左甲状腺素钠的药物吸收浓度，谨慎联用，如需联用，应间隔30min~1h服用。
	替尔泊肽	穆峰达	2.5mg∶0.5ml；5mg∶0.5ml；7.5mg∶0.5ml；10mg∶0.5ml	皮下注射，2.5mg，qw起始，可于任何时间注射。治疗4周后增加至5mg，最大剂量每周15mg	①半衰期5d，胰高血糖素/GLP-1双受体激动剂，具有降糖、减重等作用。减重、降糖效果较明显，副作用较少。②对于肾功能不全者，临床数据有限，不推荐使用

续表

类别	通用名	常用商品名	规格	服法及时间	备注
葡萄糖激酶激活剂（GKA）	多格列艾汀	华堂宁	75mg/片	75mg，bid，早餐前和晚餐前1h内服用	①肾功能不全者（尚未进行透析）服用该药物时无需调整剂量。轻度肝功能损害（Child-Pugh A）级患者无需调整剂量；中度和重度肝功能损害（Child-Pugh B级和C级，如中度及以上肝硬化）患者不推荐使用。75岁及以下患者无需调整剂量。②CYP3A4诱导剂（如苯妥英钠、利福平和卡马西平）会降低多格列艾汀暴露量，CYP3A4强效或中效抑制剂（如酮康唑、阿扎那韦、克拉霉素、茚地那韦、伊曲康唑）会增加多格列艾汀的暴露量，合用需谨慎
PPAR泛激动剂	西格列他钠	双洛平	16mg/片	32mg，qd，po，不受进食限制。对于需要加强血糖控制且耐受的患者，本品剂量可增加至48mg，qd	对于肝肾功能不全者数据有限，暂不推荐使用

第四节　胰岛素的应用

胰岛素治疗是控制高血糖的重要手段。T1DM 患者需依赖胰岛素维持生命，通过胰岛素控制高血糖，从而降低糖尿病并发症的发生风险。T2DM 患者虽不需要胰岛素来维持生命，但当口服降糖药效果不佳或存在口服药使用禁忌时，仍需使用胰岛素，以控制高血糖、并减少糖尿病并发症的发生风险。

根据来源和化学结构的不同，胰岛素可分为动物胰岛素、人胰岛素和胰岛素类似物。根据作用特点，胰岛素又可分为超短效胰岛素类似物、短效胰岛素、中效胰岛素、长效胰岛素、长效胰岛素类似物（包括周制剂）、预混胰岛素、预混胰岛素类似物及双胰岛素类似物。此外，近年基础胰岛素与 GLP-1RA 的固定比例复方（FRC）制剂也得到了较好的临床应用。胰岛素类似物与人胰岛素相比，控制血糖的效能相似，但在模拟生理性胰岛素分泌和减少低血糖发生风险方面优于人胰岛素。

1. 胰岛素起始治疗时机

（1）T1DM 患者在发病时就需要胰岛素治疗，而且需终身胰岛素替代治疗。

（2）新诊断 T2DM 患者如有明显的高血糖症状、酮症或酮症酸中毒，首选胰岛素治疗。

（3）新诊断糖尿病患者分型困难，与 T1DM 鉴别困难时，可首选胰岛素治疗，待血糖得到良好控制、症状得到显著改善、确定分型后再根据分型和具体病情制定后续的治疗方案。

（4）T2DM 患者在生活方式和口服降糖药治疗的基础上，若血糖仍未达到控制目标，即可开始口服降糖药和胰岛素的联合治疗，通常经足量口服降糖药物治疗 3 个月后 HbA_{1c} 仍 ≥ 7.0% 时，可考虑启动胰岛素或利妥昔单抗 + 氟达拉滨 + 环磷酰胺（RFC）联合治疗方案。

（5）在糖尿病病程中（包括新诊断的 T2DM），患者出现无明显诱因的体重显著下降时，应该尽早使用胰岛素治疗。

2. 起始治疗方案

(1) 基础胰岛素使用：基础胰岛素包括中效胰岛素和长效胰岛素类似物。当仅使用基础胰岛素治疗时，保留原有各种口服降糖药物，不必停用胰岛素促泌剂。

使用方法：继续口服降糖药治疗，联合中效胰岛素或长效胰岛素类似物睡前注射。起始剂量为 0.1~0.2U/(kg·d)。HbA_{1c}>8.0% 者，可考虑 0.2~0.3U/(kg·d) 起始。体重指数(BMI)≥25kg/m^2 者在起始基础胰岛素时，可考虑 0.3U/(kg·d)。根据患者空腹血糖水平调整胰岛素用量，通常每 3~5 日调整 1 次，根据血糖水平每次调整 1 ~4U 直至空腹血糖达标。基础胰岛素的最大剂量可为 0.5~0.6U/(kg·d)。

如 3 个月后空腹血糖控制理想但 HbA_{1c} 不达标，或每天基础胰岛素用量已经达到最大剂量血糖仍未达标，应考虑调整胰岛素的治疗方案。

(2) 预混胰岛素：预混胰岛素包括预混人胰岛素和预混胰岛素类似物，根据患者的血糖水平，可选择每日 1~2 次的注射方案，当 HbA_{1c} 比较高时，使用每日 2 次的注射方案。

1) 每日 1 次治疗：起始的胰岛素剂量一般为 0.2U/(kg·d)，晚餐前注射，根据患者空腹血糖水平调整胰岛素用量，通常每 3~5 日调整 1 次，根据血糖水平每次调整 1~4U 直至空腹血糖达标。

2) 每日 2 次治疗：起始的胰岛素剂量一般为 0.2~0.4U/(kg·d)，按 1∶1 的比例分配到早餐前和晚餐前。根据空腹血糖和晚餐前血糖分别调整晚餐前和早餐前的胰岛素用量，每 3~5 日调整 1 次，根据血糖水平每次调整 1 ~4U 直至空腹血糖达标。

(3) 双胰岛素类似物：目前上市的双胰岛素类似物只有德谷门冬双胰岛素(IDegAsp)，该药一般从 0.1~0.2U/(kg·d) 开始，于主餐前注射，根据空腹血糖水平调整剂量直至达标。肥胖或 HbA_{1c}>8.0% 的患者，可选择更高剂量起始。德谷门冬双胰岛素每日 1 次治疗，剂量达到 0.5U/(kg·d) 或 30~40U 餐后血糖仍控制不佳，或患者每日有 2 次主餐时，可考虑改为每日注射 2 次。

3. 胰岛素强化治疗人群

T1DM 患者一般需要多次皮下注射胰岛素或持续皮下胰岛素输注(CSII)即需要长期的胰岛素强化治疗。对于 HbA_{1c} ≥9.0% 或空腹血糖 ≥11.1mmol/L

伴明显高血糖症状的新诊断 T2DM 患者，可实施短期胰岛素强化治疗，治疗时间在 2 周至 3 个月为宜，治疗目标为空腹血糖 4.4~7.0mmol/L，非空腹血糖<10.0mmol/L，可暂时不以 HbA_{1c} 达标作为治疗目标。

4. 胰岛素强化治疗方案

(1) 多次皮下注射胰岛素方案：血糖监测方案需每周至少 3 日，每日 3~4 个时间点。根据中餐前、晚餐前和睡前血糖水平分别调整早、中、晚餐前的胰岛素用量，根据空腹血糖水平调整睡前基础胰岛素用量，每 3~5 日调整 1 次，每次调整的胰岛素剂量为 1 ~4U，直到血糖达标。

(2) 每日 2~3 次预混胰岛素方案：血糖监测至少每周 3 日，每日 3~4 个时间点，依据睡前和三餐前血糖水平进行胰岛素剂量调整，每 3~5 日调整 1 次，根据血糖水平每次调整的剂量为 1 ~4U，直到血糖达标。

(3) 持续皮下胰岛素输注（CSII）泵方案：血糖监测需每周至少 3 日，每日 5~7 个时点。根据血糖水平调整剂量直至血糖达标。

1) 用量估算：体重 60kg，血糖每升高 1mmol/L 约需要 3U 胰岛素。需静脉补充葡萄糖的患者可按 2~4g 葡萄糖加 1U 胰岛素，但须监测血糖。

2) 疗效影响因素：胰岛素的制剂类型、种类、注射部位、注射技术、个体差异均影响其起效时间、强度、持续时间。腹壁注射、上臂、大腿、臀部依次减慢。

3) 药物相互作用：①可能会减少胰岛素需要量的药物，口服降糖药、奥曲肽、单胺氧化酶抑制剂、磺基抗菌药物、非选择性 β 肾上腺素能阻滞剂、血管紧张素转化酶抑制剂、水杨酸盐、乙醇、合成代谢类固醇和磺胺类制剂。②可能会增加胰岛素需要量的药物，口服避孕药、噻嗪类利尿剂、糖皮质激素、甲状腺激素、拟交感神经药（如肾上腺素、沙丁胺醇、特布他林）、胰高血糖素、异烟肼、生长激素、蛋白酶抑制剂和非典型抗精神病药（如奥氮平和氯氮平）。③可能加强或减弱胰岛素降血糖作用的药物，β 受体阻滞剂、可乐定、锂盐或乙醇。此外，需要注意的是，喷他脒可能引起低血糖，有时伴继发高血糖。

5. 常用注射用胰岛素及其类似物介绍

常用注射用胰岛素及其类似物介绍详见表 6-4-1。

表 6-4-1　注射用胰岛素及其类似物

类别	常用名称	商品名	规格	起效时间	达峰时间	持续时间	给药时间	用法
速效胰岛素类似物	门冬胰岛素［保］	诺和锐	3ml∶300U	10~20min	1~3h	3~5h	餐前 5~10min	通常每日每千克体重 0.5~1.0U，一般应与至少每日 1 次的中效胰岛素或长效胰岛素联合使用
	赖脯胰岛素［典］［保］	优泌乐	3ml∶300U	约 15min	30~70min	2~5h		
短效胰岛素(R)	重组人胰岛素［典］［保］［基］	优泌林(常规型)、甘舒霖 R	注射液：10ml∶400U	15~60min	1.5~2.5h	5~8h	餐前 15~30min	一般 6~8U 起，ih，主要用于控制餐后血糖。静脉给药治疗 DKA
	生物合成人胰岛素［典］［保］［基］	诺和灵 R						
中效胰岛素(N)	精蛋白人胰岛素注射液［典］［保］［基］	诺和灵 N、优泌林 N、甘舒霖 N	笔芯：3ml∶300U。注射液：10ml∶400U	2.5~3h	5~7h	13~16h	早餐前或晚睡前	一般 4~8U 起，ih，主要用于控制空腹血糖
长效胰岛素类似物	甘精胰岛素［典］［保］［基］	来得时、长秀霖、来优时	笔芯：3ml∶300U	6h 内	无峰值	36h	睡前	10U 起，ih，固定时间注射，主要用于控制空腹血糖
	地特胰岛素［典］［保］	诺和平	3ml∶300U	3~4h	6~8h	24h	睡前	起始剂量为 10U 或 0.1~0.2U/kg
	德谷胰岛素［典］［保］	诺和达	3ml∶300U	1h	25h	42h	任何时间	起始剂量通常推荐 10U，随后进行个体化调整

续表

类别	常用名称	商品名	规格	起效时间	达峰时间	持续时间	给药时间	用法
超长效胰岛素类似物	依柯胰岛素注射液［保］	诺和期	1ml：700U	–	16h	半衰期196h	每周1次	起始剂量为70U(0.1ml)，随后进行个体化调整
预混	精蛋白人胰岛素混合注射液(30R)［典］［保］［基］	诺和灵30R、优泌林70/30、甘舒霖30R	30%正规胰岛素(短效)，70%低精蛋白锌胰岛素(中效)。笔芯：3ml：300U。注射液，10ml：400U	–			早晚餐前15~30min	①根据患者的血糖水平，可选择每日1~2次的注射方案。当HbA_{1c}比较高时，使用每日2次的注射方案。每日1次预混胰岛素方案：起始的胰岛素剂量一般为0.2U/kg，晚餐前注射。每3~5日调整1次，根据血糖水平每次调整1~4U直至空腹血糖达标。每日2次预混胰岛素方案：起始的胰岛素剂量一般为0.2~0.4U/kg，按1：1比例分配到早餐前和晚餐前。根据空腹血糖和晚餐
	精蛋白人胰岛素混合注射液(50R)［典］［保］［基］	诺和灵50R、甘舒霖50R	50%正规胰岛素(短效)，50%低精蛋白锌胰岛素(中效)。笔芯：3ml：300U。注射液：10ml：400U	–				

续表

类别	常用名称	商品名	规格	起效时间	达峰时间	持续时间	给药时间	用法
预混	精蛋白锌重组赖脯胰岛素混合注射液(25R)［保］［基］	优泌乐 25	25%赖脯胰岛素(速效),75%精蛋白结合赖脯胰岛素锌(中效)。 笔芯:3ml∶300U	–			早晚餐前 0~15min	前血糖分别调整晚餐前和早餐前的胰岛素用量,每 3~5 日调整 1 次,每次调整的剂量为 1~4U,直到血糖达标。②早餐前剂量取决于早餐及午餐后血糖,若控制相当或午餐略多,选 50R;若午餐后血糖较高,需较大量胰岛素时选 30R。晚餐前胰岛素剂量取决于晚餐后及空腹血糖,同样方法确定晚餐前预混种类
	门冬胰岛素 30/50［保］［基］	诺和锐 30/50	30%门冬胰岛素(速效),70%精蛋白结合的结晶门冬胰岛素锌(中效),或各 50%。 笔芯:3ml∶300U	–			早晚餐时或餐前 0~10min	
	德谷门冬双胰岛素注射液［保］	诺和佳	30%门冬胰岛素(速效),70%德谷胰岛素(长效)。 笔芯:3ml∶300U	–			随主餐单次或 2 次餐时给药	

第五节　固定剂量复方降糖制剂

固定剂量复方降糖制剂见表 6-5-1。

表 6-5-1　固定剂量复方降糖制剂

通用名	商品名	主要组分及剂量	每日剂量	用药次数
吡格列酮二甲双胍[保]	卡双平	盐酸吡格列酮 15mg，二甲双胍 500mg	1~2 片	1~2 次
二甲双胍马来酸罗格列酮片	文达敏	罗格列酮 2mg，二甲双胍 500mg	2~4 片	2 次
西格列汀二甲双胍片[保]	捷诺达	西格列汀 50mg，二甲双胍 500mg	1~2 片	2 次
沙格列汀二甲双胍缓释片[保]	安立格	沙格列汀 5mg，二甲双胍 1 000mg	1 片	1 次
维格列汀二甲双胍[保]	宜合瑞	维格列汀 50mg，二甲双胍 1 000mg	1~2 片	2 次
利格列汀二甲双胍[保]	欧双宁	利格列汀 2.5mg，二甲双胍 850mg	1~2 片	2 次
恩格列净二甲双胍[保]	恩双平、欧双静	恩格列净 5mg，二甲双胍 500mg	1~4 片	2 次
达格列净二甲双胍缓释片	安达释	达格列净 5mg，二甲双胍 500mg；达格列净 10mg，二甲双胍 1 000mg	1 片	1 次
恒格列净二甲双胍缓释片[保]	瑞沁达	恒格列净 5mg，二甲双胍缓释片 1 000mg	1~2 片	1 次
德谷胰岛素利拉鲁肽注射液[保]	诺和益	3ml 溶液含有 300U 德谷胰岛素，10.8mg 利拉鲁肽	1~50U	1 次
德谷胰岛素利司那肽射液[保]	塞益宁	3ml 溶液含有 300U 甘精胰岛素，300ug 利司那肽	1~40U	1 次

第七章

心内科门诊常用中成药

第一节　稳定型心绞痛常用中成药

稳定型心绞痛是在冠状动脉狭窄的基础上，由于心肌负荷加重引起心肌急剧的、暂时性的缺血与缺氧的临床综合征。其主要表现为阵发性前胸压榨性疼痛，主要位于胸骨后部，可放射至心前区和左上肢尺侧，常发生于劳力负荷增加时，疼痛持续数分钟，休息或服用硝酸酯类制剂后消失。稳定型心绞痛属中医"胸痹"范畴，其核心病机为心脉痹阻，其特点为本虚标实，虚实夹杂，发作期以标实为主，缓解期以本虚为主，故发作期治疗上应先治其标，后治其本，重视活血通脉和补益气血。临床上可分为心血瘀阻证、气滞心胸证、痰浊痹阻证、寒凝心脉证和气阴两虚证，分别以活血化瘀、行气活血、豁痰宣痹、温通散寒和益气养阴为基本治法。

总的基本原则：同功能主治的中成药可以配伍使用；可有侧重地加用不同功能主治的药物；不可单用于不稳定型心绞痛；心绞痛频繁发作时要及时配合其他西医治疗方法。稳定型心绞痛常用中成药见表 7-1-1。

表 7-1-1　稳定型心绞痛常用中成药一览表

类别	药名	主要组成	适应证	用法用量	临床应用（临床定位 / 使用注意 / 联用报告）	功效特点
缓解心绞痛速效药	速效救心丸［典］［保］［基］	川芎碱、冰片	气滞血瘀型冠心病，心绞痛。急性冠脉综合征	长期治疗，每次 4~6 粒，每日 3 次，含服；急性发作时，每次 10~15 粒；当冠心病患者出现胸闷、心前区不适、左肩酸沉等先兆症状时，即应迅速含服速效救心丸，切不可等典型的心绞痛发作后再含服。开始剂量宜小，一般 4 粒，含服后 5min 起效。药效产生时，舌下应有苦辣味和清心透凉感。如果 10min 后不缓解，可酌情再服用 4~6 粒，如连用 2~3 次仍不能奏效，应立即前往医院救治	【定位】预防和缓解心绞痛的发作，起效迅速，可用于心绞痛发作时急救，减少急性 STEMI 气滞血瘀证患者的心肌损伤。 【注意】本品有一定的降压效果，低血压者应慎服。偶可引发口腔溃疡，口唇肿胀，急性荨麻疹、全身性皮疹。脾胃虚寒者或遇寒受凉后易出现心绞痛者不宜服用此药；有过敏史者慎用，孕妇禁用；伴有中至重度心力衰竭的心肌缺血患者慎用；使用期间应饮食清淡，忌生冷、辛辣、油腻之品，忌烟、酒、浓茶。治疗期间心绞痛持续发作者可加用硝酸酯类药物。冰片易伤阳耗气，使心脏功能减弱，因此注意避免用量过大，用药时间过长，以免发生不良反应。不易产生耐药性。长期服用速效救心丸，急救时不会影响疗效。阴虚血瘀、胸痹、心痛也不宜单独使用，牙龈或皮下出血者减少用量或暂停服药。如感药品凉麻感或苦辣味道消失，表明失去药效，应更换新药服用，为避免药物失效，在用药后应及时盖好瓶盖，存放于避光防潮区域。 【联用报告】在规范治疗的基础上加用速效救心丸，可提高急性冠脉综合征患者的临床总有效率、心电图疗效，降低临床终点事件的发生率，从而减轻患者的临床症状，改善患者的预后	理气活血，速效止痛

续表

类别	药名	主要组成	适应证	用法用量	临床应用（临床定位 / 使用注意 / 联用报告）	功效特点
缓解心绞痛速效药	复方丹参滴丸[典][保][基]	丹参、三七、冰片	气滞血瘀所致胸痹，症见胸闷、心前区刺痛。冠心病心绞痛，见上述证候者	口服或舌下含服，每次10粒，每日3次，疗程28日或遵医嘱	【定位】用于冠心病心绞痛的缓解与预防，急性发作期含服，起效、吸收快，缓解期服用增加稳定型心绞痛患者的运动耐量；也可用于治疗糖尿病视网膜病变。 【注意】偶见胃肠道不适，停药后症状消失；可引起皮疹、瘙痒、头晕、乏力等不良反应。有出血倾向或使用抗凝、抗血小板药物者应在医生指导下使用。孕妇慎用。 【联用报告】复方丹参滴丸联合西医常规治疗不稳定型心绞痛效果优于单纯西医治疗。可联合尼可地尔治疗非阻塞性冠脉缺血性疾病，降低相关血清因子的表达，且不增加不良反应。可联合沙库巴曲缬沙坦、坎地沙坦酯片治疗慢性充血性心力衰竭	活血化瘀，理气止痛
	苏冰滴丸	苏合香脂、冰片	用于冠心病心绞痛、胸闷、心肌梗死等	口服，每次2~4粒，每日3次。病发时立刻吞服或含服	【定位】气滞心胸型冠心病。 【注意】气虚患者慎用，胃病患者慎用	芳香开窍，理气止痛

续表

类别	药名	主要组成	适应证	用法用量	临床应用(临床定位 / 使用注意 / 联用报告)	功效特点
缓解心绞痛速效药	救心油	苏合香、冰片、樟脑、檀香、木香、沉香、乳香、薄荷脑、麝香、茶油、石蜡	用于心绞痛、痰厥昏迷、猝然心痛等症	油膏剂:内服或外搽水沟穴	【定位】痰瘀互结型胸痹心痛,伴有意识障碍者尤宜。 【注意】孕妇忌服	开窍力专,芳香理气止痛
	益心丸[典][保]	红参、牛角尖粉、蟾酥、冰片、红花、牛黄、附子、麝香、三七、安息香、珍珠	用于心气不足、心阳不振、瘀血闭阻所致的胸痹,症见胸闷心痛,心悸气短、畏寒肢冷、乏力自汗;冠心病心绞痛见上述证候者	口服,每次 1~2 粒,每日 1~2 次,舌下含或吞服	【定位】用于阳气虚弱、痰瘀互结型胸痹心痛。 【注意】孕妇禁用,经期慎用	益气温阳,活血止痛

续表

类别	药名	主要组成	适应证	用法用量	临床应用(临床定位 / 使用注意 / 联用报告)	功效特点
缓解心绞痛速效药	宽胸气雾剂［典］［保］［基］	细辛油、檀香油、高良姜油、荜茇油、冰片	用于阴寒阻滞、气机郁痹所致胸痹，症见胸闷、心痛、形寒肢冷；冠心病心绞痛见上述证候者	心绞痛发作时，将瓶倒置，喷口对准口腔，喷 2~3 次	【定位】速效缓解心绞痛的中药气雾剂，可改善冠脉微循环，对阴寒阻滞型胸痹心痛疗效更显著，并可作为冠心病运动康复辅助用药。 【注意】本品含细辛油，有一定毒副作用，切勿使用过量。孕妇及儿童慎用。在治疗期间，心绞痛持续发作，应及时就诊。切勿受热，避免撞击。不良反应及禁忌尚不明确。 【联用报告】宽胸气雾剂联合非洛地平治疗稳定型心绞痛效果确切	辛温通阳，理气止痛
	心灵丸	麝香、牛黄、熊胆、蟾酥、珍珠、冰片、三七、人参、水牛角干浸膏	胸痹心痛，心悸气短，头痛眩晕等症，以及心绞痛、心律失常及伴有高血压者	舌下含服或咀嚼后咽服，每次 2 丸，每日 1~3 次，也可在临睡前或发病时服用	【定位】痰热内扰者宜。 【注意】心脏传导阻滞者应遵医嘱服用。不良反应尚不明确，孕妇禁服	活血化瘀，益气通脉，宁心安神

续表

类别	药名	主要组成	适应证	用法用量	临床应用（临床定位 / 使用注意 / 联用报告）	功效特点
缓解心绞痛速效药	环心丹	人参、三七、琥珀、鹿角胶、麝香、珍珠粉、牛黄、冰片、九节菖蒲、苏合香、地锦草、蟾酥、淫羊藿、香附、丹参、苦参、延胡索	用于胸痹心痛，心悸气短	口服，每次2粒，每日2~3次，饭后温水送服。急性发作时嚼碎含化，每次3粒	【定位】气滞血瘀型胸痹心痛。 【注意】患者发热、哮喘发作、出血期间及孕妇禁用	活血化痰，通络止痛
	活心丸［保］［基］	人参、麝香、熊胆、牛黄、蟾蜍、红花、珍珠、附子、冰片等	用于气虚血瘀、胸阳不振所致的胸痹，症见胸闷、心痛、气短、乏力；冠心病、心绞痛见上述证候者	口服，每次1~2粒，每日1~3次，或遵医嘱	【定位】气虚血瘀型胸痹心痛。 【注意】可引起子宫平滑肌收缩，妇女经期及孕妇慎用。运动员慎用。请在医生指导下服用。本品含珍珠钙质，不宜与异烟肼、小檗碱、大环内酯类药物、四环素族抗生素联用，可能影响药物吸收，降低疗效。含蟾酥，不宜与洋地黄类药物同用，增加洋地黄中毒风险	益气活血，温经通脉

续表

类别	药名	主要组成	适应证	用法用量	临床应用（临床定位/使用注意/联用报告）	功效特点
缓解心绞痛速效药	冠心苏合丸［典］［保］［基］	苏合香、冰片、乳香（制）、檀香、青木香	用于寒凝气滞、心脉不通所致的胸痹，症见胸闷、心前区疼痛；冠心病心绞痛见上述证候者	嚼碎服，每次1丸，每日1~3次，或遵医嘱	【定位】用于寒凝气滞型胸痹心痛。 【注意】本品为芳香开窍药，久服耗气，不宜长期服用；本品为温通药，冠心病心绞痛，心肌梗死若中医辨证属于热郁者，本品绝对禁用；其他适应证，中医辨证属于热郁者也应禁忌；有出血倾向者忌用；冰片、苏合香等药物成分对胃及食管黏膜具有一定的刺激性，故同时患有胃病的冠心病者不适宜服用。含青木香，肾功能不全者应在医师指导下用药。孕妇禁用	理气，宽胸，止痛
	神香苏合丸［典］	人工麝香、冰片、水牛角浓缩粉、乳香（制）、安息香、白术、香附、木香、沉香、丁香、苏合香	用于寒凝心脉、气机不畅所致的胸痹，症见心痛、胸闷、胀满、遇寒加重；冠心病心绞痛见上述证候者。冠心病合并非酒精性脂肪肝病者	口服，每次1瓶，每日1~2次	【定位】用于寒凝心脉、气机不畅所致的胸痹，症见心痛、胸闷、胀满、遇寒加重。 【注意】运动员慎用，孕妇及对本品过敏者禁用	温通宣痹，行气化浊

续表

类别	药名	主要组成	适应证	用法用量	临床应用(临床定位 / 使用注意 / 联用报告)	功效特点
缓解心绞痛速效药	麝香保心丸［典］［保］［基］	麝香、人参提取物、牛黄、肉桂、苏合香、蟾酥、冰片	用于气滞血瘀所致的胸痹，症见心前区疼痛、固定不移；心肌缺血所致的心绞痛、心肌梗死见上述证候者	口服，每次 1~2 丸，每日 3 次；或症状发作时服用	【定位】用于心血瘀阻型及阳气虚衰型心绞痛、急性心肌梗死及围介入期；适合平时喜食热饮，大便易稀溏的脾胃虚寒者，或遇寒受凉后易心绞痛发作者服用。可促进治疗性血管新生，保护血管内皮，改善心肌缺血部位血液灌注，扩张冠状动脉，减少心肌梗死面积，预防心室重构。 【注意】运动员慎用，孕妇及对本品过敏者禁用。本品舌下含服者偶有麻舌感、口麻木、胃肠道不适、皮疹、瘙痒、头晕等。不宜与洋地黄类药物同用，如地高辛片等。服药后胃部不适，建议饭后 30min 服用。 【联用报告】可联合西药常规治疗，改善心绞痛症状	芳香温通，益气强心

续表

类别	药名	主要组成	适应证	用法用量	临床应用（临床定位／使用注意／联用报告）	功效特点
缓解心绞痛速效药	苏合香丸［典］［保］［基］	白术、青木香、水牛角浓缩粉、香附子、朱砂、诃黎勒、白檀香、安息香、沉香、麝香、丁香、荜茇，龙脑、苏合香油、安息香膏、薰陆香	用于痰迷心窍所致的痰厥昏迷、中风偏瘫、肢体不利，以及中暑、心胃气痛。用于治疗痰湿蒙窍导致神志昏蒙、头昏头晕、喉中痰鸣等临床表现的缺血性脑卒中和出血性脑卒中患者，可用于以急性期为主的中风各临床阶段	口服，每次1丸，每日1~2次，温开水送服	【定位】冠心病心绞痛而呈“寒痛”（四肢发凉，出虚汗，面色苍白，脉迟）者，每服1粒，有迅速缓解之功。 【注意】忌辛辣食物，孕妇禁用；热病与脱证者不宜用。不宜长期应用，妊娠、对本品过敏者禁用。含有有毒成分朱砂，临床应用应充分考虑药物肝肾毒性。不宜与含溴化物、碘化物、硫酸亚铁、亚硝酸钾类等西药同时服用。 【联用报告】常规治疗基础上加用苏合香丸可进一步缓解冠心病心绞痛症状，并改善慢性心力衰竭患者心脏功能	芳香开窍，行气止痛

续表

类别	药名	主要组成	适应证	用法用量	临床应用(临床定位/使用注意/联用报告)	功效特点
治疗心绞痛益气活血类	芪参益气滴丸[典][保][基]	黄芪、丹参、三七、降香	用于气虚血瘀所致胸痹,症见胸闷胸痛、气短乏力、心悸、自汗、面色少华、舌体胖有齿痕、舌质暗或有瘀斑、脉沉弦;冠心病心绞痛见上述证候者	餐后半小时服用,每次1袋,每日3次。4周为1个疗程或遵医嘱	【定位】气虚血瘀型稳定型心绞痛者,可作为心肌梗死的二级预防用药,宜长期服用。也可用于慢性心力衰竭,冠心病PCI术后合并抑郁,气虚血瘀型高血压合并心力衰竭,抗肿瘤药物相关心功能不全。具有改善糖尿病肝损伤功效。 【注意】孕妇慎用。 【联用报告】可联合沙库巴曲缬沙坦治疗缺血性心肌病慢性心力衰竭患者;联合地尔硫䓬治疗变异型心绞痛;联合酒石酸美托洛尔治疗冠心病合并心律失常疗效显著。联合应用芪参益气滴丸和曲美他嗪可更加有效地改善心衰患者临床症状及心功能,减少心衰患者的中医症候积分	益气通脉,活血止痛

续表

类别	药名	主要组成	适应证	用法用量	临床应用（临床定位 / 使用注意 / 联用报告）	功效特点
治疗心绞痛益气活血类	麝香通心滴丸［典］［保］	人工麝香、人参茎叶总皂苷、蟾酥、丹参、人工牛黄、熊胆粉、冰片	用于冠心病稳定型劳力性心绞痛；中医辨证气虚血瘀证，症见胸痛胸闷，心悸气短，神倦乏力	口服，每次 2 丸，每日 3 次	【定位】气虚血瘀型稳定型心绞痛、冠状动脉微循环障碍。 【注意】极个别患者用药后出现身热、颜面潮红，停止服药后很快缓解；极个别患者可出现舌麻辣感。较高剂量服用可导致 ALT 升高。本品含有毒性药材蟾酥，肝、肾功能不全者慎用。运动员慎用。孕妇禁用。临床试验期间，有 1 例出现中度青光眼、眼压增高；1 例轻度身热、颜面潮红；1 例轻度胃脘部胀痛不适。这 3 例受试者均已缓解，认为与试验的药物可能无关。 【联用报告】麝香通心滴丸联合西医常规治疗可减少稳定型心绞痛患者心绞痛发作次数、缩短持续时间、提高运动耐量、改善生活质量及中医证候积分	芳香益气通脉，活血化瘀止痛

续表

类别	药名	主要组成	适应证	用法用量	临床应用(临床定位 / 使用注意 / 联用报告)	功效特点
治疗心绞痛益气活血类	通心络胶囊［典］［保］［基］	人参、水蛭、全蝎、土鳖虫、蜈蚣、蝉蜕、赤芍、檀香、降香、乳香、酸枣仁、冰片	①冠心病心绞痛属心气虚乏，血瘀络阻证。症见胸部憋闷，刺痛、绞痛，固定不移，心悸自汗，气短乏力，舌质紫暗或有瘀斑，脉细涩或结代。②气虚血瘀络阻型中风病，症见半身不遂或偏身麻木，口舌歪斜，言语不利	口服，每次 2~4 粒，每日 3 次	【定位】改善稳定型劳力性心绞痛、不稳定型心绞痛、冠脉微血管疾病的临床症状，改善冠心病 PCI 术后患者临床预后，预防心导管术后造影剂所致急性肾损伤，也用于脑梗死恢复期。 【注意】出血性疾患，孕妇及妇女经期及阴虚火旺型中风禁用；服药后胃部不适者宜改为饭后服。 【联用报告】指南推荐治疗的基础上联用通心络可显著改善急性 ST 段抬高型心肌梗死患者的 30 天及 1 年临床预后，降低主要不良心脑血管事件发生率和死亡风险。在冠心病二级预防的基础上联合通心络，有助于进一步降低不稳定型心绞痛患者心肌梗死发生率，并改善心绞痛症状	益气活血，通络效优

续表

类别	药名	主要组成	适应证	用法用量	临床应用(临床定位 / 使用注意 / 联用报告)	功效特点
治疗心绞痛益气活血类	芪参胶囊[典][保]	黄芪、丹参、人参、茯苓、三七、水蛭、红花、川芎、山楂、蒲黄、制首乌、葛根、黄芩、玄参、甘草	中医辨证属气虚血瘀证者。症见胸痛、胸闷、心悸气短、神疲乏力、面色紫暗、舌淡紫、脉弦而涩	饭后温开水送服,每次 3 粒,每日 3 次。疗程 42d	【定位】冠心病稳定型劳力性心绞痛 Ⅰ、Ⅱ级。也可治疗慢性肾炎(气虚血瘀证)。 【注意】孕期、月经期妇女慎用;有出血倾向者慎用;目前尚无孕妇及哺乳期妇女临床资料。 【联用报告】可联合美托洛尔或尼可地尔治疗冠心病心绞痛(气虚血瘀证),提高临床疗效	益气活血,化瘀止痛
	参芍片 / 胶囊[典][保]	人参茎叶皂苷、白芍	适用于气虚血瘀所致的胸闷,胸痛,心悸,气短;冠心病心绞痛见上述证候者	口服,每次 4 片(粒),每日 2 次	【定位】适用于稳定型劳力性心绞痛;具有治疗心绞痛,促进患者心肌功能恢复,提高动脉粥样硬化斑块稳定性的功效。 【注意】忌辛辣、生冷、油腻食物;感冒发热患者不宜服用;本品宜饭后服用;高血压、心脏病、肝病、糖尿病、肾病等慢性病患者应在医师指导下服用;服药 2 周症状无缓解,应到医院就诊;对本品过敏者禁用,过敏体质者慎用;月经期及孕妇慎用。临床偶见服用后大便溏薄。 【联用报告】疼痛明显者可配伍使用复方丹参片等制剂;症状不缓解者可配伍使用益心舒胶囊;心绞痛不缓解可舌下含服速效救心丸或硝酸甘油	活血化瘀,益气止痛

续表

类别	药名	主要组成	适应证	用法用量	临床应用（临床定位 / 使用注意 / 联用报告）	功效特点
治疗心绞痛益气活血类	步长脑心通［典］［保］［基］	黄芪、赤芍、丹参、当归、川芎、桃仁、红花、乳香(制)、没药(制)、鸡血藤、牛膝、桂枝、桑枝、地龙、全蝎、水蛭	用于气虚血滞、脉络瘀阻所致中风中经络，半身不遂、肢体麻木、口眼㖞斜、舌强语謇及胸痹心痛、胸闷、心悸、气短；脑梗死、冠心病心绞痛见上述证候者	口服，每日3次，每次2~4粒，或遵医嘱	【定位】脑梗死、冠心病心绞痛。同时可治疗高脂血症。 【注意】孕妇禁用；胃病患者饭后服用。少数患者有轻度胃肠道反应，如胃痛、恶心、食欲减退等。个别患者出现皮肤瘙痒、脱皮、丘疹、嗜睡、心烦、头闷等症状，停药后即可消失。过量服用本品可使血清尿酸及尿儿茶酚胺的测定值增高。乙醇中毒、心律失常、严重心脏病、肝肾功能不全、活动性消化道溃疡、急性心肌损害等患者慎用；与克林霉素、红霉素、林可霉素合用时，应调整本品用量；本品与锂盐合用时，可加速肾对锂的排泄，使锂的疗效降低；本品与其他茶碱类药合用时，不良反应可增多；大剂量本品与维生素A同服，可导致凝血酶原降低。 【联用报告】步长脑心通胶囊结合普佑克溶栓对急性ST段抬高型心肌梗死临床疗效佳	益气活血，化瘀通络

续表

类别	药名	主要组成	适应证	用法用量	临床应用（临床定位 / 使用注意 / 联用报告）	功效特点
治疗心绞痛益气活血类	山海丹胶囊	人参、黄芪、三七、山羊血、海藻、葛根、决明子、灵芝、川芎、何首乌、丹参等16味药	气虚血瘀，心脉瘀阻型胸痹	口服，每次5粒，每日3次，饭后服用	【注意】服药期间少数患者有口舌干燥感，应多饮水	活血通络
	镇心痛口服液［典］	党参、三七、延胡索、冰片、薄荷脑等	用于气虚血瘀、痰阻脉络、心阳失展所致的胸痹，症见胸痛、胸闷、心悸、气短、乏力肢冷；冠心病心绞痛见上述证候者	口服，每次20ml，每日3次；或遵医嘱	【注意】孕妇慎用。本品久存后可出现轻微沉淀，请振摇均匀后服用，不影响功效	益气活血，通络化痰

续表

类别	药名	主要组成	适应证	用法用量	临床应用(临床定位 / 使用注意 / 联用报告)	功效特点
治疗心绞痛益气活血类	心通口服液［典］［保］	黄芪、党参、麦冬、何首乌、淫羊藿、野葛、当归、丹参、皂角刺、海藻、昆布、牡蛎、枳实	用于气阴两虚、痰瘀痹阻所致的胸痹，症见心痛、胸闷、气短、呕恶、纳呆；冠心病心绞痛见上述证候者	口服，每次 10~20ml，每日 2~3 次	【定位】气阴两虚、痰瘀痹阻所致的胸痹。 【注意】孕妇禁用；如有服后泛酸者，可于饭后服用。 【联用报告】心通口服液联合常规西药治疗较单纯常规西药治疗可显著提升冠心病心绞痛整体治愈率，提高心电图疗效，降低心脏疼痛持续的时间，减少心脏疼痛发作的次数	益气活血，化痰通络
	心可宁胶囊［保］	二七、人参须、蟾酥、红花、合成牛黄、冰片、丹参、水牛角浓缩粉	用于冠心病、心绞痛、胸闷、心悸、眩晕头痛	内服，每次 2 粒，每日 3 次，连服 3 日，隔 5~6 日再服	【定位】冠心病心绞痛；扩张冠状动脉、抑制血小板聚集、增加纤溶酶活性、降血脂、增强心肌收缩力，调整心律。 【注意】有服药后出现皮肤瘙痒的不良反应报道；本品含蟾酥，可能会出现上腹部不适、恶心及呕吐等胃黏膜刺激现象；孕妇及经期妇女忌服；慎与洋地黄类药物同服。 【联用报告】治疗期间，心绞痛持续发作，宜加用硝酸酯类药物	活血散瘀，开窍止痛

续表

类别	药名	主要组成	适应证	用法用量	临床应用(临床定位/使用注意/联用报告)	功效特点
治疗心绞痛益气活血类	舒心口服液［典］［保］	党参、黄芪、红花、当归、川芎、三棱、蒲黄	心气不足，瘀血内阻所致的胸痹，症见胸闷憋气、心前区刺痛、气短乏力；冠心病心绞痛见上述证候者	口服，每次20ml(1支)，每日2次	【定位】气虚血瘀之胸痹。 【注意】凡阴虚血瘀，痰瘀互阻，胸痹心痛者均不宜单独使用。孕妇及月经期妇女慎用；饮食宜清淡、低盐、低脂；食勿过饱；忌食生冷、辛辣、肥甘油腻之品，忌烟酒、浓茶；保持心情舒畅。忌过度思虑，避免恼怒、抑郁等不良情绪。若出现剧烈心绞痛，心肌梗死，或见气促、汗出、面色苍白者，应及时急诊救治。 【联用报告】心绞痛持续发作，宜加用硝酸酯类药	补益心气，活血化瘀
	益心舒胶囊［典］	人参、麦冬、五味子、黄芪、丹参、川芎、山楂	气阴两虚，瘀血阻脉，心悸，脉结代，胸闷不舒、胸痛及冠心病心绞痛见有上述症状者	口服，每次3粒，每日3次	【定位】适用于稳定型心绞痛。也可用于病毒性心肌炎气阴两虚证。 【注意】胸闷痛，痰多色黄而黏，舌红苔黄腻的稳定型心绞痛患者不宜服用此药；孕妇及月经期妇女禁用；禁食辛辣、油腻食物；治疗期间心绞痛持续发作者，宜加用硝酸酯类药物。 【联用报告】疼痛明显者可配伍使用丹参胶囊等制剂；心绞痛不缓解可舌下含服速效救心丸或硝酸甘油。在常规治疗基础上加服益心舒胶囊治疗气阴亏虚兼瘀血内阻型非瓣膜性房颤，在改善患者的凝血功能、心功能及缓解临床症状方面疗效明显	益气复脉，活血化瘀，养阴生津

续表

类别	药名	主要组成	适应证	用法用量	临床应用（临床定位 / 使用注意 / 联用报告）	功效特点
治疗心绞痛益气活血类	参桂胶囊［典］［保］	红参、川芎、桂枝	用于心阳不振，气虚血瘀证，症见胸部刺痛，固定不移，入夜更甚，遇冷加重，畏寒喜暖，面色少华的胸阳不振，气虚血瘀型心绞痛	口服，每次 4 粒，每日 3 次	【定位】适用于稳定型劳力性心绞痛，见胸痛，固定不移，入夜尤甚，遇冷加重，怕冷喜暖，舌暗有瘀斑的患者。也可用于治疗慢性心力衰竭。 【注意】少数患者服药后可出现口干、口渴症状，一般不需特殊处理，症状可自行消失。阴虚内热者禁用。不单用于痰多、烦热、易怒的心绞痛患者；心烦、手足心热、失眠多梦的心绞痛患者慎用此药。 【联用报告】疼痛明显者可配伍使用复方丹参片等制剂；气短，乏力明显者可配伍参芍片或益心舒胶囊；心绞痛不缓解可舌下含服速效救心丸或硝酸甘油	益气通阳，活血化瘀
	山玫胶囊［典］	山楂叶、刺玫果	用于冠心病、脑动脉硬化症气滞血瘀证，症见胸痛，痛有定处，胸闷憋气；或眩晕、心悸、气短、乏力，舌质紫暗等	口服，每次 3 粒，每日 3 次	【注意】孕妇慎服	益气化瘀

续表

类别	药名	主要组成	适应证	用法用量	临床应用(临床定位 / 使用注意 / 联用报告)	功效特点
治疗心绞痛益气活血类	血栓心脉宁胶囊[典][保][基]	川芎、槐花、丹参、毛冬青、水蛭、人工麝香、人工牛黄、蟾酥、冰片、人参茎叶总皂苷	气虚血瘀所致的中风、胸痹,症见头晕目眩、半身不遂、胸闷心痛、心悸气短;缺血性中风恢复期、冠心病心绞痛见上述证候者	口服,每粒0.5g,每次4粒,每日3次	【临床定位】冠心病稳定型心绞痛。 【注意】孕妇忌服;运动员慎用	益气活血,开窍止痛

续表

类别	药名	主要组成	适应证	用法用量	临床应用(临床定位 / 使用注意 / 联用报告)	功效特点
治疗心绞痛益气活血类	养心氏片[典][保]	黄芪、党参、丹参、葛根、淫羊藿、山楂、地黄、当归、黄连、延胡索(炙)、灵芝、人参、甘草(炙)	益气活血,化瘀止痛。用于气虚血瘀所致的胸痹,症见心悸气短、胸闷、心前区刺痛;冠心病心绞痛见上述证候者	口服,每次4~6片(规格①、规格③);一次2~3片(规格②),每日3次。 【规格】①薄膜衣片,每片重0.3g。②薄膜衣片,每片重0.6g。③糖衣片,每片重0.3g	【定位】用于气虚血瘀型胸痹,可以提高患者活动耐量,可用于多种心血管疾病的治疗,包括但不限于冠心病心绞痛、冠状动脉介入术后、急性非ST段抬高型心肌梗死、冠心病合并心律失常、焦虑、抑郁等。 【注意】孕妇禁用。服药后胃部不适者,请遵医嘱。 【联用报告】在西医规范治疗的基础上叠加使用养心氏片治疗冠心病心绞痛、PCI术后胸痛,可提高临床有效率;西医常规治疗基础上联合养心氏片治疗心力衰竭患者,可提高临床有效率,提高6min步行距离,改善患者左心室射血分数。临床报告中未见联合使用增加相关不良反应、毒副作用的报道	益气活血,化瘀止痛
	黄芪生脉颗粒[典]	炙黄芪、党参、麦冬、五味子、南五味子	用于气阴两虚,血脉瘀阻引起的胸痹心痛,症见胸痛、胸闷、心悸、气短;冠心病、心绞痛见上述证候者	口服。每次1袋,每日3次	【注意】根据病情需要,必要时,应配合其他治疗措施	益气滋阴,养心行滞

续表

类别	药名	主要组成	适应证	用法用量	临床应用（临床定位 / 使用注意 / 联用报告）	功效特点
治疗心绞痛益气活血类	复方血栓通胶囊［典］［保］［基］	三七、黄芪、丹参、玄参	用于血瘀兼气阴两虚证的视网膜静脉阻塞，症见视力下降或视觉异常、眼底瘀血征象、神疲乏力、咽干、口干；以及用于血瘀兼气阴两虚的稳定型劳累性心绞痛，症见胸闷、胸痛、心悸、心慌、气短、乏力、心烦、口干	口服，每次3粒，每日3次。	【注意】孕妇慎用。 【联用报告】糖尿病视网膜病变患者在常规治疗的基础上联合复方血栓通胶囊，联合改善微循环制剂、激光治疗，可明显改善视力水平、降低黄斑厚度、减少血管瘤数量和缩小血管瘤体	活血化瘀，益气养阴

续表

类别	药名	主要组成	适应证	用法用量	临床应用（临床定位 / 使用注意 / 联用报告）	功效特点
治疗心绞痛益气活血类	补虚通瘀颗粒［保］［典］	红参、黄芪、刺五加、赤芍、丹参、桂枝	用于气虚血瘀所致动脉硬化，冠心病	开水冲服，每次1~2袋，每日2~3次	【注意】糖尿病患者慎用	益气补虚，活血通络
	正心泰片［典］［保］	黄芪、葛根、槲寄生、丹参、山楂、川芎	用于气虚血瘀所致的胸痹，症见胸痛、胸闷、心悸、气短、乏力；冠心病心绞痛见上述证候者	口服，每次4片，每日3次	【注意】孕妇慎用	补气活血，化瘀通络

续表

类别	药名	主要组成	适应证	用法用量	临床应用（临床定位 / 使用注意 / 联用报告）	功效特点
治疗心绞痛活血化瘀类	血府逐瘀胶囊［典］［保］［基］	桃仁(炒)、红花、赤芍、川芎、枳壳(麸炒)、柴胡、桔梗、当归、地黄、牛膝、甘草	用于气滞血瘀所致的胸痹、头痛日久、痛如针刺而有定处、内热烦闷、心悸失眠、急躁易怒。气滞血瘀证原发性痛经	口服，每次6粒，每日2次，1个月为1个疗程	【定位】适用于稳定型心绞痛，疼痛，痛处固定，急躁善怒，心律失常，舌暗有瘀斑症状明显者。可降低血胆固醇、低密度脂蛋白胆固醇和动脉硬化指数。 【注意】宜饭后服用；忌食辛冷油腻食物；孕妇禁用；体质虚弱，易感冒者不宜服用。 【联用报告】常规内科基础治疗基础上加服血府逐瘀胶囊可通过降低血小板聚集、改善炎症因子和相关血清学指标，从而治疗阿司匹林抵抗	活血祛瘀，行气止痛
	冠心片［典］	丹参、赤芍、红花、降香	用于瘀血内停所致的胸痹，症见胸闷、心前区刺痛	口服，每次6~8片，每日3次	【定位】冠心病心绞痛，辨证属瘀血内停证。 【注意】若为气虚血瘀者，不宜使用本品；孕妇及妇女月经期慎用	活血化瘀

续表

类别	药名	主要组成	适应证	用法用量	临床应用（临床定位 / 使用注意 / 联用报告）	功效特点
治疗心绞痛活血化瘀类	地奥心血康胶囊［典］［保］［基］	甾体总皂苷	用于预防和治疗冠心病、心绞痛及瘀血内阻之胸痹、眩晕、气短、心悸、胸闷、胸痛等症	口服，每次 1~2 粒，每日 3 次，饭后服用，或遵医嘱	【定位】适用于稳定型心绞痛，主要用于缓解胸闷、心慌、气短等症状，可用于冠心病合并血脂异常者。 【注意】偶有头晕、头痛，可自行缓解。极少数病例空腹服用本品有胃肠道不适。月经量多的经期妇女慎用。临床研究显示，主要不良反应是过敏反应，包括全身斑丘疹、针刺样瘙痒，四肢为重；包皮及龟头红肿、点状糠疹、炎性渗出物；持续干咳；恶心、食欲缺乏，皮肤巩膜黄染，腹泻；便秘；口渴难忍、饮水不止，伴失眠；困倦乏力、嗜睡；经期提前、量多势急、色红质稀等。 【联用报告】冠心病心绞痛患者冠心病二级预防基础上服用地奥心血康胶囊，能有效地减少心绞痛持续时间和心绞痛发作频率，可用于长期服用硝酸酯类药物不能耐受或治疗无效的冠心病患者	活血化瘀，行气止痛，扩张冠状动脉，改善心肌缺血

续表

类别	药名	主要组成	适应证	用法用量	临床应用（临床定位 / 使用注意 / 联用报告）	功效特点
治疗心绞痛活血化瘀类	冠脉宁［典］［保］	丹参、没药（炒）、鸡血藤、血竭、延胡索（醋制）、当归、郁金、何首乌（制）、桃仁（炒）、黄精（蒸）、红花、葛根、乳香（炒）、冰片	用于以胸部刺痛、固定不移、入夜更甚、心悸不宁、舌质紫暗、脉沉弦为主症的冠心病、心绞痛、冠状动脉供血不足者	【规格】0.31g/ 粒；0.33g/ 粒；0.35/ 粒；0.48g/ 粒；0.5g/ 粒。 【服法】口服，因规格及厂家不同，服用剂量不一，一般每次 3~5 粒，每日 3 次，详见具体药物说明书或遵医嘱	【定位】用于稳定型心绞痛，可减少心绞痛发作次数，缩短疼痛持续时间，减少硝酸甘油用量，改善心电图 ST 段 T 波缺血性改变，对血液流变学指标也有明显改善作用，同时还有明显的降血脂作用。 【注意】部分患者有口干、便秘、面红身热的症状；偶有自觉胃中不适，味觉异常者。不宜单用于气虚乏力的稳定型劳力性心绞痛患者；脾胃虚弱、年老体衰的患者不宜长期服用；有出血倾向或出血性疾病者慎用；孕妇忌服；忌生冷、辛辣、油腻之品，忌浓茶、烟酒；本品有乳香，胃弱者慎服	活血化瘀，行气止痛
	脉平片［保］［基］	银杏叶提取物、维生素 C、芦丁、何首乌、当归	瘀血闭阻的胸痹心痛病，症见胸闷、胸痛、心悸，舌暗或有瘀斑等，以及冠心病心绞痛高脂血症见上述症状者	口服，每次 4 片，每日 3 次	【定位】用于稳定型劳力性心绞痛，见胸闷、胸痛、心悸、舌暗或有瘀斑症状明显者。适合冠心病合并高脂血症患者。 【注意】偶见食欲减退、便稀、腹胀等症状；孕妇忌服。 【联用报告】疼痛明显者可配伍使用丹参胶囊等制剂；症状不缓解者可配伍使用复方丹参片或心可舒片；心绞痛不缓解可舌下含服速效救心丸或硝酸甘油	活血化瘀

续表

类别	药名	主要组成	适应证	用法用量	临床应用(临床定位/使用注意/联用报告)	功效特点
治疗心绞痛活血化瘀类	丹参片[典][保]	丹参	用于瘀血闭阻所致的胸痹，症见胸部疼痛、痛处固定、舌质紫暗；冠心病心绞痛见上述证候者	口服，每次3~4片，每日3次	【定位】稳定型劳力性心绞痛；寒凝血瘀型心绞痛与气虚血瘀型心绞痛均不能单用本药，需分别与温阳和益气活血药合用。 【注意】孕妇及过敏体质者慎用；忌食生冷、辛辣、油腻之物；与复方氢氧化铝片合用，不易被肠道吸收，会降低药效；与阿托品合用，其降低血压的效应会被阿托品阻断，从而降低丹参的药效；丹参的主要有效成分丹参酮具有拮抗雄性激素的作用，不宜与雄性激素类药物如甲睾酮、丙酸睾酮等合用；与抗凝血药物合用，服用不当会引起严重出血，造成生命危险。常见累及系统损害为胃肠系统、皮肤及其附件系统和中枢及外周神经系统，使用中可引起低钾血症及出血。 【联用报告】丹参片联合小剂量阿司匹林可调节早发型长受限患者胎盘生长因子的表达，改善母胎结局。丹参片联合米非司酮治疗子宫肌瘤	活血化瘀

续表

类别	药名	主要组成	适应证	用法用量	临床应用(临床定位 / 使用注意 / 联用报告)	功效特点
治疗心绞痛活血化瘀类	复方丹参片 / 喷雾剂［典］［保］［基］	丹参、三七、冰片	气滞血瘀所致的胸痹;症见胸闷、心前区刺痛;冠心病心绞痛见上述证候者	片剂:每次 3 片,每日 3 次;喷雾剂:口腔吸入,每次喷 3~5 下,每日 3 次,或遵医嘱	【定位】用于稳定型心绞痛、缺血再灌注损伤。 【注意】孕妇慎用,过敏体质者慎用。偶见胃肠道不适,停药后消失。长期服用复方丹参片可能引起低钾血症;年老体弱者应在医师指导下使用。用药期间饮食宜清淡,忌食生冷、油腻、辛辣难消化的食品,以免加重病情。 【联用报告】小剂量干扰素联合复方丹参片治疗耐核苷类药物的乙型肝炎病毒(HBV)感染失代偿期肝硬化,能有效改善肝功能和肝纤维化,抑制乙肝病毒复制	活血化瘀,理气止痛
	心脑康胶囊［典］	丹参、赤芍、九节菖蒲、地龙、川芎、红花、远志(蜜炙)、牛膝、鹿心粉、酸枣仁(炒)、何首乌(制)、枸杞子、葛根、泽泻、郁金、甘草	用于瘀血阻络所致的胸痹、眩晕,症见胸闷、心前区刺痛、眩晕、头痛;冠心病心绞痛、脑动脉硬化症见上述证候者	口服,每次 4 粒,每日 3 次	【定位】扩张血管,增加冠状动脉血流量。 【注意】孕妇禁用 【联用报告】可联合曲美他嗪治疗心绞痛	活血化瘀,通窍止痛

续表

类别	药名	主要组成	适应证	用法用量	临床应用(临床定位 / 使用注意 / 联用报告)	功效特点
治疗心绞痛活血化瘀类	利脑心胶囊［典］	丹参、川芎、葛根、地龙、赤芍、红花、郁金、制何首乌、泽泻、枸杞子、酸枣仁(炒)、远志、九节菖蒲、牛膝、甘草	用于气滞血瘀，痰浊阻络，胸痹刺痛、绞痛，固定不移，入夜更甚，心悸不宁，头晕头痛，以及冠心病、心肌梗死、脑动脉硬化症、脑血栓等见上述证候者	口服，每次4粒，每日3次，饭后服用	【定位】冠心病心绞痛、脑动脉硬化症等	活血祛瘀，行气化痰，通络止痛
	抗栓保心片	丹参、白芍、刺五加、郁金、山楂	气血瘀滞所致的胸闷、憋痛、心悸等症及冠心病，心绞痛，心律不齐，高脂血症符合上述证候者	口服，每次3~4片，每日2次，饭后温水送	暂无	活血化瘀，通络止痛，益气降脂

续表

类别	药名	主要组成	适应证	用法用量	临床应用(临床定位 / 使用注意 / 联用报告)	功效特点
治疗心绞痛活血化瘀类	血塞通胶囊[典][保][基]	三七总皂苷	脑络瘀阻,中风偏瘫,心脉瘀阻,胸痹心痛;脑血管病后遗症,冠心病心绞痛属上述证候者	口服,每次100mg,每日3次	【定位】用于治疗心脉痹阻、脑络瘀阻型心脑血管疾病,可促进血管新生,保护血管内皮,抑制血小板聚集和增加脑血流量。 【联用报告】三七总皂苷和阿司匹林二者同时使用时,表观渗透系数值显著增加,同时三七总皂苷可以增强阿司匹林的肠黏膜吸收,抑制阿司匹林在肝细胞中的水解活性,对阿司匹林诱导的胃肠道损伤具有保护作用	活血祛瘀,通脉活络
	血栓通胶囊[典][保][基]	三七总皂苷	用于脑络瘀阻引起的中风偏瘫,心脉瘀阻引起的胸痹心痛;脑梗死、冠心病心绞痛见上述证候者	口服,每次1~2粒,每日3次	同血塞通胶囊	活血祛瘀,通脉活络

续表

类别	药名	主要组成	适应证	用法用量	临床应用(临床定位 / 使用注意 / 联用报告)	功效特点
治疗心绞痛活血化瘀类	血塞通片 / 颗粒[典][保]	三七总皂苷	用于脑络瘀阻，中风偏瘫，心脉瘀阻，胸痹心痛；脑血管病后遗症，冠心病心绞痛属上述证候者	口服，每次 50~100mg，每日 3 次	同血塞通胶囊。孕妇慎用	活血祛瘀，通脉活络，抑制血小板聚集和增加脑血流量
	银杏叶软胶囊[典][保][基]	银杏叶提取物	用于瘀血阻络引起的胸痹心痛、中风、半身不遂、舌强语謇；冠心病稳定型心绞痛、脑梗死见上述证候者	口服。每次 2 粒(规格①)，每次 1 粒(规格②)，每日 3 次；或遵医嘱 【规格】①每粒含总黄酮醇苷 9.6mg、萜类内酯 2.4mg；②每粒含总黄酮醇苷 19.2mg、萜类内酯 4.8mg	【定位】冠心病心绞痛、缺血性脑卒中(包括急性期、恢复期和后遗症期)，卒中后认知功能障碍等证属瘀血阻络 【注意】对本品及所含成分过敏者禁用；心力衰竭者、孕妇及过敏体质者慎用；严格按照说明书用法用量使用，需要长期用药者，应在医生指导下使用，对于有出血倾向或使用抗凝血、抗血小板治疗的患者，应在医生指导下使用本品；含有银杏叶的制剂可能会增加出血的风险，围手术期时应由医生评估后使用。上市后监测到的不良反应如下。①胃肠系统：恶心、呕吐、口干、腹胀、腹痛、腹部不适、胃酸过多等，有消化道出血病例报告。②神经系统：头晕、头痛等，有局部麻木病例	活血化瘀通络

续表

类别	药名	主要组成	适应证	用法用量	临床应用（临床定位 / 使用注意 / 联用报告）	功效特点
治疗心绞痛活血化瘀类					报告。③皮肤及其附件：皮疹、瘙痒等。④心血管系统：胸闷、心悸等，有血压升高或降低病例报告。⑤其他：乏力、过敏或过敏样反应等，有牙龈出血、鼻出血等病例报告。 【联用报告】银杏叶软胶囊口服联合适量地塞米松中耳灌注治疗神经性耳鸣（气滞血瘀证）。西洛他唑联合银杏叶软胶囊治疗非痴呆性血管性认知障碍（VCIND）具有良好的效果	
	银杏叶片［典］［保］［基］	银杏叶提取物	用于瘀血阻络引起的胸痹心痛、中风、半身不遂、舌强语謇；冠心病稳定型心绞痛、脑梗死见上述证候者	口服，每次1片，每日3次	【定位】同银杏叶软胶囊。 【注意】同银杏叶软胶囊。 【联用报告】在常规治疗基础上对心血管疾病患者佐以银杏叶片，能进一步降低血液黏稠度，扩张血管、改善血流动力学指标、拮抗血小板凝聚和血栓形成	活血化瘀通络

续表

类别	药名	主要组成	适应证	用法用量	临床应用（临床定位 / 使用注意 / 联用报告）	功效特点
治疗心绞痛活血化瘀类	银杏叶口服液［典］［保］	银杏叶提取物	用于瘀血阻络引起的胸痹心痛、中风、半身不遂、舌强语謇；冠心病稳定型心绞痛、脑梗死见上述证候者	口服，每次 10ml，每日 3 次；或遵医嘱，4 周为 1 个疗程	【定位】同银杏叶软胶囊。 【注意】对本品及所含成分过敏者禁用。心力衰竭者、孕妇及过敏体质者慎用；对于有出血倾向或接受抗凝血、抗血小板治疗的患者，应在医生指导下使用；本品含有乙醇，对乙醇相关的危险疾病或个体应禁用或慎用。应注意本品与以下药物的相互作用：双硫仑、头孢孟多、头孢哌酮、拉氧头孢、氯霉素、氯磺丙脲、格列本脲、格列吡嗪、甲苯磺丁脲、灰黄霉素、5- 硝基咪唑、酮康唑、丙卡巴肼、中枢神经系统抑制剂等	活血化瘀通络
	心可舒片［典］［基］［保］	丹参、三七、葛根、木香、山楂	气滞血瘀引起的胸闷、心悸、头晕、头痛、颈项疼痛；冠心病心绞痛、高血脂、高血压、心律失常见上述证候者	口服，每次 4 片，每日 3 次；或遵医嘱	【定位】针对冠心病合并情绪异常的患者；可长期服用。心可舒片可以减轻炎症反应，降低血脂，稳定斑块，延缓动脉粥样硬化进展，减少或避免心血管事件发生。 【注意】孕妇慎用。 【联用报告】联合稳心颗粒，治疗室性心律失常伴焦虑	活血化瘀，行气止痛

续表

类别	药名	主要组成	适应证	用法用量	临床应用（临床定位 / 使用注意 / 联用报告）	功效特点
治疗心绞痛活血化瘀类	乐脉颗粒［典］［保］	丹参、川芎、赤芍、红花、香附、木香、山楂	气滞血瘀所致头痛、眩晕、胸痛、心悸；冠心病心绞痛、多发性脑梗死见上述证候者	开水冲服，每次 1~2 袋，每日 3 次	【联用报告】常规治疗基础上联用乐脉颗粒可进一步减少不稳定型心绞痛患者的心脏缺血发作次数，且无明显不良反应	行气活血，化瘀通脉
	舒胸片［典］	三七、红花、川芎	用于瘀血阻滞所致的胸痹，症见胸闷、心前区刺痛；冠心病心绞痛见上述证候者	口服。每次 5 片，每日 3 次	【注意】孕妇慎用；热证所致瘀血者忌用	活血化瘀，通络止痛
	心舒宁片［典］	毛冬青、银杏叶、葛根、益母草、豨莶草、柿树叶	用于心脉瘀阻所致的胸痹心痛、冠心病、心绞痛、冠状动脉供血不全，动脉硬化见上述证候者	口服，每次 5~8 片，每日 3 次	【注意】肝、肾功能不全者及心肌梗死急性期患者忌用。可有恶心、呕吐、神经过敏、眩晕、直立性低血压、多尿等不良反应	活血化瘀

续表

类别	药名	主要组成	适应证	用法用量	临床应用(临床定位 / 使用注意 / 联用报告)	功效特点
治疗心绞痛活血化瘀类	双丹口服液[典]	丹参、牡丹皮	用于瘀血痹阻所致的胸痹,症见胸闷、心痛	口服,每次2支,每日2次	【注意】本品久贮后有少许沉淀,请摇匀服用	活血化瘀,通脉止痛
	心宁片[典]	丹参、槐花、川芎、三七、红花、降香、赤芍	用于气滞血瘀所致胸痹,症见胸闷、胸痛、心悸、气短;冠心病心绞痛见上述证候者	口服,每次3~4片(0.62g/片),或每次6~8片(0.3g/片),每日3次	【注意】孕妇忌服	理气止痛,活血化瘀
	黄杨宁片[典][保]	环维黄杨星D	用于气滞血瘀所致的胸痹心痛,脉结代;冠心病、心律失常见上述证候者	口服,每次1~2mg(2~4片),每日2~3次	【注意】婴幼儿及孕妇禁用。密封,遮光,长期应用建议监测肝肾功能	行气活血,通络止痛

续表

类别	药名	主要组成	适应证	用法用量	临床应用（临床定位 / 使用注意 / 联用报告）	功效特点
治疗心绞痛活血化瘀类	活血通脉片［典］［保］	鸡血藤、桃仁、丹参、赤芍、红花、降香、郁金、三七、川芎、陈皮、木香、石菖蒲、枸杞子、黄精（酒炙）、人参、麦冬、冰片	用于冠心病心绞痛气滞血瘀证	不同生产厂家规格及服法存在差异：口服，每次5片（0.3g/片；0.35g/片；0.45g/片；0.5g/片）或每次8片（0.375g/片），每日3~4次；或遵医嘱	【注意】孕妇慎服。 【联用报告】标准治疗基础上加用活血通脉片可改善颈动脉血流，具有稳定斑块的作用	行气活血，通脉止痛
	益心酮分散片 / 滴丸［典］	山楂叶提取物	瘀血阻脉所致的胸痹，症见胸闷憋气、心前区刺痛、心悸健忘、眩晕耳鸣；冠心病心绞痛、高脂血症、脑动脉供血不足见上述证候者	片剂：口服，每次2~3片，每日3次。 滴丸：口服，每次10~15丸，每日3次	【注意】孕妇慎用；偶见胃部不适。服药期间忌食辛辣刺激肥甘厚味食物	活血化瘀，宣通血脉

续表

类别	药名	主要组成	适应证	用法用量	临床应用(临床定位 / 使用注意 / 联用报告)	功效特点
治疗心绞痛活血化瘀类	丹蒌片[典][保]	瓜蒌皮、薤白、葛根、川芎、丹参、赤芍、泽泻、黄芪、骨碎补、郁金	用于痰瘀互结所致的胸痹心痛,症见胸闷胸痛,憋气,舌质紫暗,苔白腻;冠心病心绞痛见上述证候者	口服,每次5片,每日3次,饭后服用	【定位】用于血瘀兼痰浊的胸痹心痛。 【注意】①孕妇禁用。产妇及便溏泄泻者慎用。②部分患者服药后可出现大便偏稀。③少数患者服药期间可出现口干。 【联用报告】冠心病心绞痛患者在常规治疗基础上联合丹蒌片,可以减少硝酸甘油的服用频率、用量,提高硝酸甘油停药率,并减少心绞痛发作的时间、频率和程度,从而提高临床疗效	宽胸通阳,化痰散结,活血化瘀
	麝香心脑通胶囊[典]	丹参、红花、葛根、三七、川芎、桃仁、郁金、淫羊藿、水蛭、麝香、人参茎叶总皂苷、冰片	用于瘀血阻络所致中风、中经络,及冠心病、心绞痛,症见胸闷刺痛,口眼㖞斜,半身不遂	口服,每次3~4粒,每日3次	【注意】孕妇禁用	活血化瘀,开窍止痛

续表

类别	药名	主要组成	适应证	用法用量	临床应用（临床定位 / 使用注意 / 联用报告）	功效特点
治疗心绞痛活血化瘀类	冠心舒通胶囊［典］	广枣、丹参、丁香、冰片、天竺黄	用于胸痹心血瘀阻证，症见胸痛、胸闷、心慌、气短；冠心病、心绞痛见上述证候者	口服，每次 3 粒，每日 3 次。4 周为 1 个疗程	【注意】不良反应可见恶心、呕吐、胃部不适、胃脘嘈杂、头晕头痛、乏力心悸、面色潮红。孕妇禁用、哺乳期妇女慎用；重度心绞痛患者不宜单独使用本品，可与硝酸甘油等药物合并使用。 【联用报告】冠心病二级预防用药联合冠心舒通胶囊，可有效调节冠状动脉粥样硬化性心脏病患者血脂，降低炎症指标，提高临床疗效	活血化瘀，通经活络，行气止痛
	丹七软胶囊［保］	丹参、三七	用于瘀血闭阻所致的胸痹，症见胸部刺痛、痛处固定、眩晕头痛、经期腹痛	口服，每次 4~6 粒，每日 3 次	【注意】①本品不宜与含藜芦药同用。②孕妇慎用。③对本品过敏者禁用。④有出血倾向者禁用。 【联用报告】可联合曲美他嗪治疗冠心病心绞痛；也可联合血府逐瘀汤治疗心绞痛	活血化瘀，通脉止痛

续表

类别	药名	主要组成	适应证	用法用量	临床应用(临床定位/使用注意/联用报告)	功效特点
治疗心绞痛活血化瘀类	盾叶冠心宁片	盾叶薯蓣的根茎提取物	用于治疗胸痹、心痛属气滞血瘀证、高脂血症及冠心病、心绞痛见上述证候者。对胸闷、心悸、头晕、失眠等症有改善作用	口服,每次2片,每日3次	【联用报告】急性发作时,可加服硝酸甘油,可联合丹参酮治疗冠状动脉粥样硬化	活血化瘀,行气止痛,养血安神
	丹参舒心胶囊[保]	丹参提取物	用于冠心病引起的心绞痛、胸闷心悸	口服,每次1~2粒,每日3次	【联用报告】丹参舒心胶囊联合地尔硫䓬可明显缓解瘀血型难治性心绞痛患者临床症状	活血化瘀,镇静安神
	银盏心脉滴丸[保]	灯盏细辛、银杏叶、丹参、冰片	用于瘀血闭阻引起的冠心病心绞痛,症见胸闷、胸痛、心悸、气短	口服或舌下含服,每次10丸,每日3次	【注意】①过敏体质慎用。②饮食宜清淡、低盐、低脂,食勿过饱,忌食生冷、辛辣、油腻之品,忌烟酒、浓茶。③在治疗期间,心绞痛持续发作,宜加用硝酸酯类药。若出现剧烈心绞痛,心肌梗死,或见气促、汗出、面色苍白者,应及时急诊救治。脑出血急性期、月经期及有出血倾向者禁用。 【联用报告】联合比索洛尔或曲美他嗪治疗冠心病、心绞痛	活血化瘀,通脉止痛

续表

类别	药名	主要组成	适应证	用法用量	临床应用(临床定位 / 使用注意 / 联用报告)	功效特点
治疗心绞痛活血化瘀类	心达康胶囊[保]	醋柳黄酮	用于心血瘀阻型冠心病心绞痛,症见心悸、心痛、气短胸闷等	口服,每次10mg(2粒),每日3次,1个月为1个疗程	【注意】个别患者服药后出现轻微恶心,上腹不适等消化道症状。 【联用报告】联合尼可地尔缓解不稳定型心绞痛	化瘀通脉
	银丹心泰滴丸[保]	银杏叶、滇丹参、绞股蓝、艾片	用于瘀血闭阻引起的胸痹,症见胸闷,胸痛,心悸;冠心病,心绞痛属上述证候者	口服或舌下含服,每次10丸,每日3次,4周为1个疗程;或遵医嘱	【注意】孕妇慎用。对本品过敏者禁用。 【联用报告】阿司匹林联合银丹心泰滴丸治疗冠心病,可维持稳定的血脂水平	活血化瘀,通脉止痛
	银丹心脑通软胶囊[典][保][基]	银杏叶、丹参、灯盏细辛、绞股蓝、山楂、大蒜、三七、艾片	用于气滞血瘀引起的胸痹,症见胸痛,胸闷,气短,心悸等;冠心病心绞痛、高脂血症、脑动脉硬化症、中风及其后遗症见上述症状者	口服。每次2~4粒,每日3次	【注意】不良反应偶见转氨酶轻度升高、腹胀、反酸。 【联用报告】冠心病心绞痛患者可在冠心病二级预防用药基础上联合使用银丹心脑通胶囊,能减少冠心病患者心绞痛持续时间和心绞痛发作频率	活血化瘀、行气止痛,消食化滞

续表

类别	药名	主要组成	适应证	用法用量	临床应用（临床定位 / 使用注意 / 联用报告）	功效特点
治疗心绞痛活血化瘀类	葛兰心宁软胶囊	葛根总黄酮、山楂提取物、绞股蓝总皂苷	用于瘀血闭阻所致的冠心病、心绞痛	口服，每次2粒，每日3次；或遵医嘱	【注意】如需加量服用，应在医师指导下进行，并按疗程服用；在服用期间，应低脂饮食，适当运动，戒烟、酒，尤其是高脂血症患者。 【联用报告】可联合替格瑞洛片、双嘧达莫片或富马酸比索洛尔治疗冠心病心绞痛	活血化瘀，通络止痛
	心血宁片［典］［保］	葛根提取物、山楂提取物	用于瘀血阻络引起的胸痹，心痛，眩晕；冠心病心绞痛，高血压，高脂血症等见上述证候者	口服，每次4片，每日3次；或遵医嘱	【定位】有研究表明心血宁片可降低血同型半胱氨酸水平	活血化瘀，通络止痛

续表

类别	药名	主要组成	适应证	用法用量	临床应用（临床定位 / 使用注意 / 联用报告）	功效特点
治疗心绞痛滋阴活血类	心元胶囊［典］［保］	制何首乌、丹参、地黄等	用于胸痹心肾阴虚、心血瘀阻证，症见胸闷不适，胸部刺痛或绞痛，或胸痛彻背，固定不移，入夜更甚，心悸盗汗，心烦不寐，腰酸膝软，耳鸣头晕等，冠心病稳定型劳力性心绞痛、高脂血症见上述证候者	口服，每次 3~4 粒，每日 3 次	【定位】适用于稳定型劳力性心绞痛，见腰膝酸软，气短乏力，伴胸痛，痛处固定，心律失常，舌暗有瘀斑苔少的患者。 【注意】服本药时不宜和感冒药同时服用；服药 1 周不缓解者应停药，酌情治疗。常见不良反应主要表现为口干、恶心、呕吐、上腹不适、胀痛等。 【联用报告】疼痛明显者可配伍使用丹参胶囊等制剂；气短，乏力明显者可配伍使用补心气口服液或益心舒胶囊；心绞痛不缓解可舌下含服速效救心丸或硝酸甘油。能有效调节血脂，抗动脉硬化，稳定斑块；对冠心病伴心律失常者有一定疗效	滋肾养心，活血化瘀

续表

类别	药名	主要组成	适应证	用法用量	临床应用(临床定位 / 使用注意 / 联用报告)	功效特点
治疗心绞痛滋阴活血类	益心通脉颗粒[典]	黄芪、人参、北沙参、玄参、丹参、川芎、郁金、炙甘草	用于气阴两虚,瘀血阻络所致的胸痹,症见胸闷心痛,心悸气短,倦怠汗出,咽喉干燥;冠心病心绞痛见上述证候者	温开水冲服,每次1袋,每日3次,4周为1个疗程,或遵医嘱	【注意】出血性疾患、孕妇及妇女经期慎用。服药后出现胃部不适者,宜改为饭后服。 【联用报告】益心通脉颗粒与贝尼地平联合治疗有助于改善冠心病心绞痛患者临床症状	益气养阴,活血通络
	养心生脉颗粒[保][典]	人参、麦冬、丹参、五味子、龙眼肉、枸杞子、赤芍、牛膝、郁金、木香、佛手、茯苓、泽泻、甘草	用于气阴两虚型冠心病稳定型心绞痛、气虚阴亏血瘀所致的胸痹心痛,症见胸闷、胸痛、心悸、气短、乏力、口干咽燥;冠心病、心绞痛见上述证候者	口服,每次1袋,每日3次,温开水冲服	【注意】孕妇慎用。个别患者服药后出现口干咽燥、食欲缺乏、上腹不适。 【联用报告】养心生脉颗粒联合非洛地平缓释片治疗冠心病心绞痛	益气养阴,活血祛瘀

续表

类别	药名	主要组成	适应证	用法用量	临床应用(临床定位 / 使用注意 / 联用报告)	功效特点
治疗心绞痛滋阴活血类	冠心生脉口服液[典]	人参、麦冬、五味子(醋)、丹参、赤芍、郁金、三七	用于气阴不足,心脉瘀阻所致的心悸气短,胸闷作痛,自汗乏力,脉微结代	口服,每次10~20ml,每日2次	【定位】病毒性心肌炎;急性期可与抗病毒药及心肌代谢促进药物配合使用。 【注意】服药期间如有口干口苦咽痛者,可加服少量清火药或停药数日;节房事,切忌气恼、劳累过度;若存在发热怕冷咳嗽等症状者,应暂停使用本药	益气生津,活血通脉
	玉丹荣心丸	玉竹、丹参、降香、五味子、山楂、大青叶、苦参、炙甘草	用于气阴两虚或气阴两虚兼心脉瘀阻所致的胸闷、心悸、气短、乏力、头晕	口服,儿童1~3岁,每次2丸;3~6岁,每次3丸;6岁以上,每次4丸,每日3次	【定位】轻、中型小儿病毒性心肌炎;急性期可与抗病毒药及心肌代谢促进药物配合使用。 【注意】偶见食欲缺乏、恶心,不影响治疗;若存在发热怕冷等症状者,应暂停使用本药	益气养阴,活血化瘀,清热解毒,强心复脉

续表

类别	药名	主要组成	适应证	用法用量	临床应用（临床定位 / 使用注意 / 联用报告）	功效特点
治疗心绞痛滋阴活血类	滋心阴口服液［典］［保］	麦冬、赤芍、北沙参、三七	用于阴虚血瘀所致的胸痹，症见胸闷胸痛、心悸怔忡、五心烦热、夜眠不安、舌红少苔；冠心病心绞痛见上述证候者	口服，每次10ml，每日3次	【注意】暂无。 【联用报告】与美托洛尔合用治疗心血管神经症	滋养心阴，活血止痛
	灯盏生脉胶囊［典］［保］［基］	灯盏细辛、人参、五味子、麦冬	用于气阴两虚，瘀阻脑络引起的胸痹心痛、中风后遗症，症见痴呆、健忘、手足麻木；冠心病心绞痛、缺血性心脑血管疾病、高脂血症见上述证候者	口服，每次2粒，每日3次，饭后30min服用。2个月为1个疗程。巩固疗效或预防复发，每次1粒，每日3次	【定位】冠心病心绞痛，脑血管病缺血再灌注后神经炎症调控。 【注意】脑出血急性期禁用。 【联用报告】联合硝酸酯类药物治疗冠心病心绞痛患者	益气养阴，活血健脑

续表

类别	药名	主要组成	适应证	用法用量	临床应用(临床定位 / 使用注意 / 联用报告)	功效特点
治疗心绞痛补益类	补心气口服液[典][保]	黄芪、人参、石菖蒲、薤白	气短、心悸、乏力、头晕等心气虚损型胸痹心痛	口服,每次10ml,每日3次	【定位】适用于稳定型劳力性心绞痛。 【注意】服药期间忌食辛辣、油腻;避免剧烈运动,过度操劳,保持心情舒畅,忌烟限酒。 【联用报告】可联合沙库巴曲缬沙坦钠治疗老年慢性心力衰竭。联合尼可地尔治疗冠心病心绞痛,疼痛明显者可配伍使用复方丹参片等制剂;气短,乏力明显者可配伍使用参芍片或益心舒胶囊;心绞痛不缓解者可舌下含服速效救心丸或硝酸甘油	补益心气,理气止痛
	益心胶囊[保]	麦冬、当归、五味子、人参、知母、石菖蒲	心气虚或气阴两虚的胸痹,症见胸闷、胸痛、心悸乏力;冠心病、心绞痛见上述证候者	口服,每次4粒,每日3次	暂无	益气,养阴,通脉

续表

类别	药名	主要组成	适应证	用法用量	临床应用(临床定位/使用注意/联用报告)	功效特点
治疗心绞痛补益类	芪冬颐心口服液[典][保]	黄芪、麦冬、人参、茯苓、地黄、龟甲(烫)、丹参、郁金、桂枝、煅紫石英、淫羊藿、金银花、枳壳(炒)	用于气阴两虚所致的心悸、胸闷、气短乏力、失眠多梦、自汗、盗汗、心烦;病毒性心肌炎、冠心病心绞痛见上述证候者	口服,每次 20ml,每日 3 次,饭后服用,或遵医嘱。28 日为 1 个疗程	【定位】病毒性心肌炎、药物导致的心肌损害、冠心病心绞痛。病毒性心肌炎急性期可与抗病毒药及心肌代谢促进药物配合使用。 【注意】若存在发热怕冷等症状者,应暂停使用本药;服药期间,禁食辛辣、油腻;孕妇慎用。 【联用报告】联合曲美他嗪或辅酶 Q10 治疗心肌炎	益气养心,安神止悸
	诺迪康胶囊[典][保]	圣地红景天	用于气虚血瘀所致胸痹,表现为胸闷、刺痛或隐痛、心悸气短、神疲乏力、少气懒言、头晕目眩等症。冠心病、心绞痛见上述证候者	口服,每次 1~2 粒,每日 3 次	【定位】抗疲劳,提高冠心病患者运动耐量。 【注意】忌辛辣、生冷、油腻食物;感冒发热患者不宜服用;本品宜饭前服用;高血压、心脏病、肝病、糖尿病、肾病等慢性病严重者应在医师指导下服用;孕妇慎用。 【联用报告】可联合米力农或金匮肾气丸治疗慢性心力衰竭	益气活血,通脉止痛

续表

类别	药名	主要组成	适应证	用法用量	临床应用（临床定位 / 使用注意 / 联用报告）	功效特点
治疗心绞痛补益类	康尔心胶囊［典］	三七、人参、麦冬、丹参、枸杞子、何首乌、山楂	用于气阴两虚、瘀血阻络所致的胸痹，症见胸闷心痛、心悸气短、腰膝酸软、耳鸣眩晕；冠心病心绞痛见上述证候者	口服，每次 4 粒，每日 3 次	【定位】增加冠状动脉血流量、降血脂	益气养阴，活血止痛
	振源胶囊［保］	人参果总皂苷	用于胸痹、心悸、不寐，消渴气虚证，症见胸痛、胸闷；心悸不安，失眠健忘，口渴多饮，气短乏力；冠心病、心绞痛、心律	口服，每次 1~2 粒，每日 3 次	【定位】临床中用于冠心病心绞痛气阴两虚证、慢性心力衰竭合并糖脂代谢异常的辅助治疗。 【注意】忌与五灵脂、藜芦同服。 【联用报告】联合常规西药治疗慢性心力衰竭	益气通脉，宁心安神，生津止渴

续表

类别	药名	主要组成	适应证	用法用量	临床应用(临床定位 / 使用注意 / 联用报告)	功效特点
治疗心绞痛补益类			失常、神经衰弱、2 型糖尿病见上述证候者			
	心荣口服液[典]	黄芪、地黄、麦冬、五味子、赤芍、桂枝	心阳不振,气阴两虚所致的胸痹,症见胸闷隐痛,心悸气短,头晕目眩,倦怠懒言,面色少华等;冠心病见上述证候者	口服,每次 20ml,每日 3 次,6 周为 1 个疗程,或遵医嘱	【注意】孕妇慎用;偶见口干,恶心,大便失调,一般不影响治疗;药品久置可有沉淀,摇匀后服用	助阳,益气,养阴
	益气复脉胶囊[保]	见本章第二节 心律失常常用中成药				益气复脉,养阴生津
	生脉饮[典][保][基]	见本章第二节 心律失常常用中成药				益气复脉,养阴生津
	心宝丸[保]	见本章第二节 心律失常常用中成药				

第二节　心律失常常用中成药

心律失常是指心脏冲动传导的频率、节律、起源部位、传导速度或激动次序的异常，属中医"心悸"范畴，其核心病机为气血阴阳亏虚和邪扰心神，以虚实错杂多见，故应以补虚泻实，安神定志为治疗原则。临床上可分为心血不足证、阴虚火旺证、心阳不振证、水饮凌心证、瘀阻心脉证和痰火扰心证，分别以补气养血安神、滋阴清火、振奋心阳、化气行水、活血化瘀和清热化痰为治法。

在治疗时应注意心律失常良性与恶性的判别，中成药多适用于良性心律失常（表 7-2-1）。

表 7-2-1　心律失常常用中成药一览表

类别	药名	组成	适应证	用法用量	临床应用（临床定位 / 使用注意 / 联用报告）	功效特点
治心悸类缓解症状	参松养心胶囊［典］［保］［基］	人参、麦冬、山茱萸、丹参、炒酸枣仁、桑寄生、赤芍、土鳖虫、甘松、黄连、南五味子、龙骨等	气阴两虚，心络瘀阻引起的冠心病室性期前收缩，症见心悸不安、气短乏力，动则加剧，胸部闷痛，失眠多梦，盗汗，神倦懒言等	口服，每次 2~4 粒，每日 3 次	【定位】房性或室性期前收缩辨证属虚证者，伴有失眠者尤宜；对室性期前收缩有较好疗效；也可用于预防持续性房颤导管消融术后房性快速型心律失常。 【注意】危重患者应结合其他治疗；孕妇慎用；个别患者服药期间可出现胃胀；应注意配合原发性疾病的治疗。 【联用报告】可单独使用或与传统抗心律失常药联合使用治疗室性期前收缩、阵发性房颤、缓慢性心律失常	益气养阴，活血通络，清心安神

续表

类别	药名	组成	适应证	用法用量	临床应用（临床定位 / 使用注意 / 联用报告）	功效特点
治心悸类缓解症状	稳心颗粒[典][保][基]	党参、黄精、三七、琥珀、甘松	气阴两虚兼心脉瘀阻所致的心悸不宁，气短乏力，头晕心悸，胸闷胸痛；心律失常，室性期前收缩，房性期前收缩等属上述证候者	开水冲服，每次1袋，每日3次。4周为1个疗程，或遵医嘱	【定位】房性或室性期前收缩辨证属虚证的患者；有助于阵发性房颤患者窦性心律的维持，缩短慢性心力衰竭并发房颤和心室率达标时间。【注意】禁用于痰多色黄、烦热、易怒，舌红苔黄腻的心律失常患者；服药期间忌食生冷，忌烟酒、浓茶；偶见轻度头晕、恶心，一般不影响用药；孕妇慎用。缓慢性心律失常者禁用。【联用报告】稳心颗粒可以联合传统抗心律失常药物治疗期前收缩、房颤等心律失常	益气养阴，活血化瘀
	通脉养心丸[典][保]	地黄、鸡血藤、麦冬、甘草、制何首乌、阿胶、五味子、党参、龟甲(醋制)、大枣、桂枝	用于冠心病心绞痛及心律不齐之气阴两虚证，症见胸痛、胸闷、心悸、气短、脉结代	口服，每次40粒，每日1~2次	【定位】阴血不足引起的心悸，胸闷胸痛，脉结代等症状。更适合老年人，对交感神经兴奋所致的期前收缩效果较好。【注意】不良反应以消化道及胃肠道症状为主，可改为饭后用药。【联用报告】通脉养心丸联合抗心律失常药物对于冠心病合并室性期前收缩具有确切疗效	益气养阴，通脉止痛

续表

类别	药名	组成	适应证	用法用量	临床应用（临床定位/使用注意/联用报告）	功效特点
治心悸类缓解症状	心速宁胶囊［典］［保］	黄连、半夏、茯苓、枳实、常山、莲子心、苦参、青蒿、人参、麦冬、甘草	主治痰热扰心所致的心悸，胸闷，心烦，易惊，口干口苦，失眠多梦，眩晕，脉结代等症。适用于冠心病、病毒性心肌炎引起的轻、中度室性期前收缩见上述症状者	口服，每次4粒，每日3次	【定位】室性期前收缩辨证为痰热扰心证患者。 【注意】孕妇禁用，个别患者在服药后可能出现轻度恶心等消化道反应。有胃病者宜饭后服用。服药中出现恶心等反应时，可减量服用或暂停服药。本品组方中常山有催吐等副作用，应用时应注意其不良反应。 【联用报告】心速宁胶囊可联合胺碘酮、美托洛尔等西药治疗室性期前收缩	清热化痰，宁心定悸
	天王补心丸［典］［保］［基］	地黄、天冬、麦冬、当归、玄参、丹参、石菖蒲、远志、柏子仁、酸枣仁(炒)、党参、茯苓、五味子、甘草、桔梗、朱砂	用于心阴不足，心悸健忘，失眠多梦，大便干燥	口服，每次8丸，每日3次	【注意】本品处方中含朱砂，不宜过量久服，以14日内为宜，肝肾功能不全者慎用。服用前应除去蜡皮、塑料球壳；本品可嚼服，也可分份吞服	滋阴养血，补心安神
	炙甘草合剂［保］	甘草(蜜炙)、生姜、人参、地黄、桂枝、阿胶、麦冬、黑芝麻、大枣	气虚血少，心动悸，脉结代，气短羸瘦，虚热咳嗽。也用于病毒性心肌炎、功能性心律不齐、期前收缩等心脏病	口服，每次15~25ml，每日3次，用时摇匀	【定位】气虚血少引起的心悸。 【注意】腹泻患者慎用；如有少量轻摇易散的沉淀，请摇匀服用	益气滋阴，通阳复脉

续表

类别	药名	组成	适应证	用法用量	临床应用（临床定位／使用注意／联用报告）	功效特点
治心悸类缓解症状	养心定悸膏［典］	地黄、麦冬、红参、大枣、阿胶、黑芝麻、桂枝、生姜、炙甘草	用于气虚血少，心悸气短，心律不齐，盗汗失眠，咽干舌燥，大便干结	口服，每次15~20g，每日2次	【注意】腹胀便溏、食少苔腻者忌服。忌不易消化食物。感冒发热患者不宜服用。糖尿病患者及有高血压、心脏病、肝病、肾病等慢性病严重者应在医师指导下服用	养血益气，复脉定悸
	养心定悸胶囊［保］	地黄、麦冬、红参、大枣、阿胶、黑芝麻、桂枝、生姜、炙甘草	用于气虚血少，心悸气短，心律不齐，盗汗失眠，咽干舌燥，大便干结	口服，每次6~8粒，每日2次	【定位】气血两虚的频发室性期前收缩患者。 【注意】腹胀便溏、食少苔腻者忌服。 【联用报告】养心定悸胶囊联合抗心律失常药物对于器质性心脏病合并室性期前收缩具有确切疗效	养血益气，复脉定悸
	生脉饮［典］［保］［基］	红参、麦冬、五味子	主治温病热伤气阴，倦怠气短懒言，口渴多汗脉虚；或气阴不足，亡津失水，心悸气短，脉微虚汗；或肺虚久咳，干咳少痰或无痰，咽干舌燥，舌红而干，脉虚细者，用于气阴两虚，心悸气短，脉微自汗	口服，每次10ml，每日3次	【定位】有心肌保护作用，用于气阴两虚型心悸、乏力患者，外感疾病恢复期尤宜。 【注意】忌不易消化食物；感冒发热患者不宜服用；糖尿病患者及有高血压、心脏病、肝病、肾病等慢性病严重者应在医师指导下服用。 【联用报告】联合冠心Ⅱ号方加减治疗冠心病心绞痛，联合炙甘草汤治疗老年气阴两虚型心律不齐	益气复脉，养阴生津
	益气复脉胶囊［保］	红参、麦冬、北五味子等	气阴两亏，心悸气短，脉微自汗，冠心病、心绞痛和衰老等	口服，每次2~4粒，每日2次	【定位】气阴两虚型心悸。 【联用报告】联合胺碘酮治疗室性期前收缩	益气复脉，养阴生津

续表

类别	药名	组成	适应证	用法用量	临床应用（临床定位/使用注意/联用报告）	功效特点
治心悸类缓解症状	归脾丸［典］［保］［基］	党参、白术、炙黄芪、炙甘草、茯苓、远志、酸枣仁、龙眼肉、当归、木香、大枣	心脾两虚，气短心悸，失眠多梦，头晕，肢倦乏力，食欲缺乏，崩漏便血	温开水或生姜汤送服，水蜜丸每次6g（8~10粒），小蜜丸每次9g，大蜜丸每次1丸，每日3次	【定位】心脾两虚型心悸，对治疗气血两虚窦性心动过缓及阵发性心动过速患者，抗心律失常的作用具有双向调节效应。 【注意】忌不易消化食物；感冒发热患者不宜服用；有高血压、心脏病、肝病、糖尿病、肾病等慢性病严重者应在医师指导下服用。有口渴、尿黄、便秘等内热表现者不宜服用	益气健脾，养血安神
	参芪五味子颗粒［典］［保］	南五味子、党参、黄芪、炒酸枣仁	用于气血不足，心脾两虚所致的失眠、多梦、健忘、乏力、心悸、气短、自汗	开水冲服，每次3~5g，每日3次	【注意】孕妇慎用	健脾益气，宁心安神
治心悸类缓慢性心律失常	心宝丸［保］	洋金花、人参、肉桂、附子、鹿茸、冰片、麝香、三七、蟾酥	心肾阳虚，心脉瘀阻引起的慢性心功能不全，窦房结功能不全引起的心动过缓、病态窦房结综合征及缺血性心脏病引起的心绞痛及心电图缺血性改变	口服，慢性心功能不全者按心功能Ⅰ、Ⅱ、Ⅲ级每次分别用120mg、240mg、360mg，每日3次，2个月为1个疗程；在心功能恢复正常后改为日维持量60~120mg。病态窦房结综合征病情	【定位】缓慢型心律失常，如窦性心动过缓、窦性停搏、窦房或房室传导阻滞等。 【注意】阴虚内热、肝阳上亢、痰火内盛者及孕妇、经期妇女、青光眼患者忌服。有服用后出现颜面潮红、硬肿，特别是下颚硬肿尤为明显的不良反应报道；本品含蟾酥，可能会出现上腹部不适、恶心及呕吐等胃黏膜刺激现象；本品含洋金花，不宜过服、久	温补心肾，益气助阳，活血通脉

续表

类别	药名	组成	适应证	用法用量	临床应用（临床定位 / 使用注意 / 联用报告）	功效特点
治心悸类缓慢性心律失常				严重者，每次300~600mg，每日3次，3~6个月为1个疗程。其他心律失常（期前收缩）及房颤，心肌缺血或心绞痛者，每次120~240mg，每日3次，1~2个月为1个疗程	服；不适用于症见痰多色黄、烦热、易怒，舌红苔黄腻或心烦失眠，手足心热，舌红少苔的心律失常患者；因本品所含蟾酥有强心作用，正在服用洋地黄类药物者慎用。服药后如觉口干者，可饮淡盐开水或每日用生地黄10g水煎服送饮。运动员慎用。【联用报告】病情较重者可配伍使用阿托品或溴丙胺太林；必要时可配合使用山莨菪碱或异丙肾上腺素静脉滴注；本品有强心作用	
	参仙生脉口服液［保］	红参、淫羊藿、补骨脂（盐炙）、枸杞子、麻黄、细辛、丹参、水蛭	本品用于阳虚脉迟证，症见脉迟、脉结、心悸、胸闷、畏寒肢冷、腰膝酸软、气短乏力或头晕、舌质暗淡或有齿痕，或舌有瘀斑、瘀点	口服，每次20ml，每日2次；或遵医嘱	【定位】相当于轻、中度窦房结心动过缓（心率>50次）和轻度病态窦房结综合征不合并有室上性快速心律失常的心肾阳虚，寒凝血脉证。【注意】肝阳上亢，湿热内盛者禁用。不适宜慢快综合征患者。高血压患者、孕妇、哺乳期妇女慎用，运动员慎用。服药期间注意心率、血压的变化，需安装起搏器的患者不推荐应用本品治疗。如发现心率改善不明显，应加用其他治疗措施，如发现病情加重者，应坚持中西医综合救治措施	补益心肾，活血化瘀

续表

类别	药名	组成	适应证	用法用量	临床应用（临床定位 / 使用注意 / 联用报告）	功效特点
治心悸类缓慢性心律失常	宁心宝胶囊［保］	冬虫夏草	心律失常、房室传导阻滞	口服，每次2粒，每日3次，或遵医嘱	【定位】提高窦性心律，改善窦房结、房室传导功能，改善心脏功能	暂无
	灵宝护心丹［典］［保］	麝香、蟾酥、牛黄、冰片、红参、三七、琥珀、丹参、苏合香油	病态窦房结综合征、冠心病心绞痛	口服，每次3~4丸，每日3~4次，饭后服用，或遵医嘱	【定位】心动过缓型病态窦房结综合征及冠心病心绞痛，对某些心功能不全及部分心律失常的患者也有一定疗效。 【注意】孕妇忌服。少数患者在服药初期偶见轻度腹胀、口干，继续服药后症状可自行消失，无需停药。本品含蟾酥，可能会导致上腹部不适、恶心及呕吐等胃黏膜刺激现象，慎与洋地黄类药物联用。 【联用报告】灵宝护心丹可联合参松养心胶囊治疗窦性心动过缓	强心益气，通阳复脉，芳香开窍，活血镇痛

第三节　慢性心力衰竭常用中成药

心力衰竭是指各种原因引起的心脏舒缩功能异常的一种综合征，即伴有临床症状的心功能不全，属中医“喘证”“心慌”“悬饮”等范畴，多为本虚标实夹杂之证，本虚以气虚、阳虚、阴虚、血虚、气阴两虚为主，标实以血瘀、痰饮多见。治疗多以益气、养阴、补虚、温阳、活血、化饮为法。本病病情复杂，除注意证型相符外，还要注意病情轻重，中至重度患者（心功能Ⅱ~Ⅳ级）要配合其他治疗方法（表7-3-1）。

表 7-3-1　慢性心力衰竭常用中成药一览表

类别	药名	组成	适应证	用法用量	临床应用 (临床定位 / 使用注意 / 联用报告)	功效特点
治心力衰竭类	参附强心丸[典]	人参、附子(制)、桑白皮、猪苓、葶苈子、大黄	用于慢性心力衰竭而引起的心悸、气短、胸闷喘促、面肢浮肿等症,属于心肾阳衰者	口服,大蜜丸每次 2 丸,水蜜丸每次 5.4g,每日 2~3 次	【定位】轻至中度慢性充血性心力衰竭,见胸闷气短,心慌,动则加剧,夜间不能平卧,下肢水肿,倦怠乏力,怕冷,四肢不温,尿少,大便不畅。 【注意】忌服大量钠盐;阴虚火旺,表现为五心烦热、潮热盗汗、口干喜饮、舌红少苔、脉细数的患者不宜服用此药;感冒患者不宜服用	益气助阳,强心利水
	芪苈强心胶囊[典][保][基]	黄芪、人参、附子、丹参、葶苈子、泽泻、玉竹、桂枝、红花、香加皮、陈皮	用于冠心病、高血压所致轻、中度充血性心力衰竭证属阳气虚乏,络瘀水停者,症见心慌气短,动则加剧,夜间不能平卧,下肢水肿,倦怠乏力,小便短少,口唇青紫,畏寒肢冷,咳吐稀白痰等	口服,每次 4 粒,每日 3 次	【定位】用于慢性心力衰竭,可增加心肌收缩力、心输出量和肾血流量;降低血管紧张素Ⅱ和醛固酮水平;减轻心室重构。 【注意】建议从低剂量开始,监测地高辛浓度,病情严重者需配合其他治疗;严格按照用法用量服用,年老体弱者慎用;过敏体质者慎用。 【联用报告】在标准心力衰竭药物治疗基础上联用芪苈强心胶囊,可以显著降低 HFrEF 患者主要不良心血管事件(心血管死亡和因心力衰竭恶化再住院的复合终点)的发生风险	益气温阳,活血通络,利水消肿

续表

类别	药名	组成	适应证	用法用量	临床应用（临床定位 / 使用注意 / 联用报告）	功效特点
治心力衰竭类	补益强心片	人参、黄芪、香加皮、丹参、麦冬、葶苈子	用于冠心病、高血压心脏病所致慢性充血性心力衰竭(心功能分级Ⅱ～Ⅲ级)，中医辨证属气阴两虚兼血瘀水停证者。症见心悸、气短、乏力、胸闷、胸痛、面色苍白、汗出、口干、水肿、口唇青紫等	口服，每次4片，每日3次，2周为1个疗程	【注意】①服用洋地黄制剂、β受体阻滞剂，急性心肌梗死、甲亢性心脏病导致心力衰竭者，房室传导阻滞、心动过缓、低钾血症、阳亢患者慎用，Ⅱ度以上房室传导阻滞者禁用。对本品过敏者禁用。②严格按用法用量服用，年老体弱者慎用。病情严重者需配合其他治疗	益气养阴，活血利水
	双参口服液	人参、丹参	用于心功能分级为Ⅱ～Ⅲ级的慢性心力衰竭，中医辨证属气虚血瘀型慢性心力衰竭	口服，每次10ml，每日3次，4周为1个疗程	【注意】①心脏瓣膜病，梗阻性心肌病及由肝、肾重要器官衰竭导致心力衰竭者、心功能Ⅰ～Ⅳ级者、妊娠、哺乳期妇女、合并肝肾及内分泌系统疾病及造血系统等严重原发性疾病患者、精神异常者、过敏体质及对多种药物过敏者禁用。②有能增加病死率的因素：如心源性休克、严重室性心律失常、完全性房室传导阻滞、缩窄性心包炎，心脏压塞、肺栓塞、有明显感染者禁用	益气，活血，温阳止痛
	福寿草片	每片含冰凉花总苷1mg	用于室性期前收缩，慢性心力衰竭等	口服，每次1片，每日2次。极量，每次2片，每日4片	【注意】本品不宜与洋地黄类药物或钙剂同用。房室传导阻滞及心动过缓患者忌用，大剂量应用可能有恶心、呕吐等消化道症状	强心，利尿，镇静

续表

类别	药名	组成	适应证	用法用量	临床应用（临床定位 / 使用注意 / 联用报告）	功效特点
治心力衰竭类	壮心口服液	人参、莪术、葶苈子、枳实、茯苓	用于冠心病、心肌病所致慢性心力衰竭（心功能分级Ⅰ～Ⅲ级）	口服，每次10~30ml，每日3次	【注意】急性心力衰竭、急性心肌梗死（4周内）、心肌病、先天性心脏病、肺源性心脏病、严重瓣膜病、肺栓塞和其他原因引起的肺动脉高压、预激综合征、严重肝肾功能不全者、甲状腺功能亢进等内分泌疾病者，以及严重贫血者、严重感染者、严重腹泻便溏者禁用。妊娠及哺乳期妇女禁用	益气活血，祛湿利水
	利心丸	貂心、茯苓、地黄、天冬、防己、牡丹皮、琥珀、朱砂	用于风湿性心脏病，心动过速，心律不齐，心力衰竭等	口服，每次1丸，每日3次	【注意】孕妇及肝、肾功能不全者慎用	补心安神

第四节　高血压常用中成药

中医将高血压归入头痛、眩晕等范畴。中医认为，高血压的病因为风、火、痰、瘀、虚等。根据病证表现不同和发病特点，主要有肝火亢盛、肝阳上亢、阴虚阳亢、肝肾阴虚、肝郁气滞等证，其主要治法为清肝降火、平肝潜阳、滋补肝肾、疏肝理气等。

中成药治疗高血压需辨证施治，根据患者的具体情况合理选药。

(1) 使用前需排除继发性高血压。

(2) 服用期间注意监测血压。

(3) 对于轻、中度高血压，中成药可作为首选药物，可长期服用，如果达不到控制高血压的目的，可再加用降压机制不同的降压药物。

(4) 重度高血压，与西药降压药联用，既减少其西药用药剂量，又有一定的增效作用。

(5) 血压波动较大，血压控制不理想的患者，可与钙通道阻滞剂合用，起到降压稳压的作用。

(6) 针对不同证候的高血压辨证论治，中成药对中医证属阴虚阳亢患者症状改善更为明显，并有效提高患者的生活质量。

(7) 季节性用药，绝大多数高血压患者到了夏季，由于天气炎热，血管扩张，虽血压有所下降，但仍略微偏高，此期间可在口服西药降压的基础上加服中成药辅助降压（表 7-4-1）。

表 7-4-1　高血压常用中成药一览表

药名	组成	适应证	用法用量	临床应用（临床定位 / 使用注意 / 联用报告）	功效特点
愈风宁心片［典］［保］	葛根	用于高血压头晕、头痛、颈项疼痛，冠心病心绞痛，神经性头痛，早期突发性耳聋等症	口服，每次5片，每日3次，或遵医嘱	【定位】高血压导致的头晕头痛，颈项疼痛、血管痉挛性偏头痛。 【注意】该品性凉，胃寒者慎用；少数病例服药后有头胀感，个别溃疡患者服药第一周内有轻度腹胀及上腹部不适感。	解痉止痛，增强脑及冠脉血流量

续表

药名	组成	适应证	用法用量	临床应用 (临床定位 / 使用注意 / 联用报告)	功效特点
松龄血脉康胶囊［典］［保］［基］	鲜松叶、葛根、珍珠层粉等	用于肝阳上亢所致的头痛、眩晕、急躁易怒、心悸、失眠；高血压及原发性高脂血症见上述证候者	口服，每次3粒，每日3次，饭后服用	【定位】用于中医辨证属肝阳上亢型高血压，可降低脑卒中发生风险。 【注意】个别患者服药后出现轻度腹泻、胃脘胀满等，饭后服用可改善不适症状。中医辨证属气虚证 / 虚寒证者慎用。 【联用报告】松龄血脉康胶囊联合降压西药（CCB、ARB）治疗高血压，可提高降压有效率。与常规治疗西药联用时不需调整剂量，但建议与作用或成分相似的中药或中成药联用时适当减量	平肝潜阳，镇心安神
降压避风片	黄芩，盐酸甲基丙炔辛胺，槐角，氢氯噻嗪，落花生枝叶	肝胆火盛而致的头痛眩晕诸症，原发性高血压而见此证候者	口服。每次3～6片，每日2次	【定位】中西药复方联合制剂，降压平稳，预防中风，适用于各种类型的高血压，尤其适用于单纯收缩期高血压及合并水肿、心功能不全的患者。 【注意】降压避风片是由中、西药物组成的降压药，含有利尿剂，可能引起排尿增多，使钾丢失	清热平肝
牛黄降压丸 / 片［保］［典］	羚羊角、水牛角浓缩粉、珍珠、人工牛黄、冰片、白芍、党参、黄芪、决明子、川芎、黄芩提取物、甘松、郁金、薄荷	用于心肝火旺，痰热壅盛导致的头晕目眩，头痛失眠烦躁不安；高血压见上述诸症者	口服，大蜜丸每次1～2丸，每日1次；水蜜丸，每次20~40丸，每日1次；片剂，每次1~2片，每日1次	【定位】适用于高血压1级，见眩晕、头痛失眠、烦躁不安、痰多色黄而黏、舌红苔黄腻的患者，也用于辅助治疗高血压患者血压控制不佳，见上述症状者。 【注意】过量服用会导致腹泻；与降压药同服注意间隔半小时以上；虚寒体质的高血压患者如有平时怕冷、食生冷易出现腹部不适等情况者不宜服用本品，腹泻者忌服	清心化痰，平肝安神

续表

药名	组成	适应证	用法用量	临床应用 (临床定位/使用注意/联用报告)	功效特点
养血清脑颗粒[典][保][基]	当归、川芎、白芍、熟地黄、钩藤、鸡血藤、夏枯草、决明子、珍珠母、延胡索、细辛	用于血虚肝旺所致头痛、眩晕眼花、心烦易怒,失眠多梦	口服,每次4g,每日3次	【定位】高血压见血虚、血瘀表现者。 【注意】①儿童、孕妇、哺乳期妇女禁用。②肝、肾功能不全者禁服。③忌烟、酒及辛辣、油腻食物。④低血压者慎服。⑤本品不宜长期服用,服药3天症状无缓解,应前往医院就诊。⑥严格按用法用量服用,年老体弱者及糖尿病患者应在医师指导下服用。⑦对本品过敏者禁用,过敏体质者慎用	养血平肝,活血通络
山菊降压片[典]	山楂、菊花、盐泽泻、夏枯草、小蓟、决明子(炒)	用于阴虚阳亢所致的头痛眩晕、耳鸣健忘、腰膝酸软、五心烦热、心悸失眠;高血压见上述证候者	口服,每次5片,每日2次,或遵医嘱	【定位】适用于高血压1级,见头痛眩晕、耳鸣、烦躁、易激惹状态的患者,也可作为高血压患者的辅助用药。 【注意】偶见胃脘部不适,一般可自行缓解;与降压药同用时注意间隔半小时以上;有慢性胃炎及消化性溃疡者,需注意服药后的胃肠道反应,不适感明显者需停药,酌情治疗;虚寒体质的高血压患者如有平时怕冷、食生冷易出现腹部不适、腹泻等情况者不宜服用本品	平肝潜阳
醒脑降压丸	黄芩、黄连、郁金、栀子、玄精石、珍珠母、辛夷、朱砂、雄黄、冰片	高血压,言语不清,痰涎壅盛	口服,每次10~15粒,每日1~2次	【定位】本品适用于高血压1级,见头晕、言语不清、痰多色黄且黏稠,舌红苔黄腻的患者,也用于辅助治疗高血压患者血压控制不佳,见上述症状者。 【注意】长期服用可能会导致流产或胃溃疡。与降压药同用时注意间隔半小时以上;有慢性胃炎及消化性溃疡者,需注意服药后的胃肠道反应,不适感明显者需停药,酌情治疗;虚寒体质的高血压患者如有平时怕冷、食生冷易出现腹部不适、腹泻等情况者不宜服用本品	通窍醒脑,清心镇静,抗热消炎

续表

药名	组成	适应证	用法用量	临床应用 （临床定位 / 使用注意 / 联用报告）	功效特点
降压平片	夏枯草、葛根、珍珠母、菊花、淡竹叶、芦丁、槲寄生、黄芩、薄荷脑、地龙、地黄	高血压引起的头晕、目眩	口服，每次 4 片，每日 3 次	【定位】适用于高血压 1 级，见眩晕、烦躁、易激惹状态、舌边舌尖红，苔黄的患者，也用于辅助治疗高血压患者血压控制不佳，见上述症状者。 【注意】偶有引起恶心、乏力、头胀、鼻塞、嗜睡等，减少用量或停药后症状即可消失。有慢性胃炎或消化性溃疡患者忌用；虚寒体质的高血压患者如有平时怕冷、食生冷易出现腹部不适、腹泻等情况者不宜服用本品	降压，清头目
杜仲降压片	杜仲、益母草、夏枯草、黄芩、钩藤	肾虚肝旺型高血压	口服，每次 5 片，每日 3 次	【定位】适用于高血压 1 级，见头痛眩晕、耳鸣、烦躁、易激惹状态的患者，也作为高血压患者的辅助用药，在降压的同时具有保护靶器官的作用。 【注意】与降压药同用时注意间隔半小时以上；有慢性胃炎及消化性溃疡者，需注意服药后的胃肠道反应，不适感明显者需停药，酌情治疗；虚寒体质的高血压患者如有平时怕冷、食生冷易出现腹部不适、腹泻等情况者不宜服用本品	补肾，平肝，清热
心脉通胶囊［保］	当归、决明子、牛膝、钩藤、丹参、粉葛、槐米、毛冬青、夏枯草、三七	高血压，高脂血症	口服，每次 3 粒，每日 3 次	【定位】适用于高血压合并高脂血症患者；对于血热互结证的高血压合并稳定型心绞痛患者可改善症状；用于高血压 1 级极低危患者的初始治疗，也用于高血压患者血压控制不佳时的辅助治疗。 【注意】性味偏凉，建议饭后服用；孕妇禁服；脾胃虚寒者慎用。偶有不良反应，主要表现为轻度的泌尿系感染、感冒、轻度的血脂异常	活血化瘀，通脉养心，降压降脂

续表

药名	组成	适应证	用法用量	临床应用 （临床定位 / 使用注意 / 联用报告）	功效特点
清肝降压胶囊［典］［保］	制何首乌、桑寄生、夏枯草、槐花、小蓟、丹参、葛根、川牛膝、泽泻、远志	肝火上炎、肝肾阴虚所致的眩晕、头痛、面红目赤、急躁易怒、口干口苦、腰膝酸软、心悸不寐、耳鸣健忘、便秘溲黄	口服，每次 3 粒，每日 3 次	【定位】本品适用于高血压 1 级极低危，见头痛眩晕、耳鸣、烦躁、易激惹状态，腰膝酸软的患者，也用于辅助治疗高血压患者血压控制不佳，见上述症状者。 【注意】忌食辛辣油腻；气虚、乏力、舌淡苔薄的眩晕患者不宜服用；与降压药同服时注意间隔半小时以上；有慢性胃炎及消化性溃疡者，需注意服药后的胃肠道反应，不适感明显者需停药，酌情治疗。 【联用报告】联合降压西药治疗 1、2 级高血压，可提高降压有效率	清热平肝，补益肝肾
天麻钩藤颗粒［保］	天麻、钩藤、石决明、栀子、黄芩、牛膝、盐杜仲、益母草、桑寄生、首乌藤、茯苓	用于肝阳上亢引起的头痛、眩晕、耳鸣、眼花、震颤、失眠；高血压见上述证候者	开水冲服。每次 1 袋(5g)，每日 3 次，或遵医嘱	【定位】用于肝阳上亢型高血压，缓解肝阳偏亢、头痛、眩晕、失眠等，并可用于合并血管内皮损害的原发性高血压患者。 【联用报告】联合降压西药治疗 1、2、3 级高血压，可提高降压有效率	平肝息风，清热安神
复方罗布麻颗粒 / 片［保］	罗布麻叶、菊花、山楂	用于肝阳上亢、肝火上攻所致的头晕、头胀、失眠、高血压、神经衰弱见上述症状者	颗粒：开水冲服，每次 1~2 袋，每日 2 次；片剂：口服，每次 2 片，每日 3 次，维持量为每日 2 片	【定位】本品适用于高血压 1 级极低危，见头晕、头胀、烦躁、易激惹状态的患者，可与其他类别的降压药合用。 【注意】①罗布麻制剂口服常有肠鸣、腹泻，偶有胃痛、口干口苦等不良反应，个别患者出现气喘、肝区疼痛；心脏毒性主要是心动过缓和期前收缩。过量使用可引起镇静、嗜睡、乏力等，也可引起血尿酸增加。②本品不作为孕妇及哺乳期妇女高血压患者首选药物；对伴有糖尿病、痛风的高血压患者应慎用；本品大剂量服用时有中枢镇静作用，驾驶车辆及高空作业者慎用	平肝泻热，镇静安神

续表

药名	组成	适应证	用法用量	临床应用 (临床定位/使用注意/联用报告)	功效特点
抑眩宁	苍耳子(炒)、菊花、胆南星、黄芩、竹茹、牡蛎(煅)、山楂、陈皮、白芍、生铁落、茯苓、枸杞子	肝阳上亢、气血两虚型眩晕症	口服,每次4~6粒,每日3次	【定位】用于肝阳上亢型高血压,可有效改善脑部血液微循环	平肝潜阳,降火涤痰,养血健脾,祛风清热
强力定眩片[保][典]	天麻、杜仲、野菊花、杜仲叶、川芎	用于高血压、动脉硬化、高脂血症及上述诸病引起的头痛、头晕、目眩、耳鸣、失眠等症	口服,每次4~6片,每日3次	【定位】改善高血压患者眩晕的临床症状。 【联用报告】可联合降压西药治疗1、2级高血压,提高降压有效率	降压、降脂、定眩
强力定眩胶囊[典]	天麻、盐杜仲、野菊花、杜仲叶、川芎	用于高血压、动脉硬化、高血脂症及上述诸病引起的头痛、头晕、目眩、耳鸣、失眠	口服,每次4~6粒,每日3次	【定位】改善高血压患者眩晕的临床症状。 【注意】妊娠期慎用;过敏体质者慎用。 【联用报告】可联合甲磺酸倍他司汀片、盐酸倍他司汀治疗眩晕症,联合钙通道阻滞剂治疗高血压	降压,降脂,定眩
菊明降压丸	野菊花、决明子(炒)	用于高血压及其引起的头痛、目眩	口服,每次6g(1袋),每日3次	【注意】孕妇慎用	降压
心脉通片[保]	当归、决明子、钩藤、牛膝、丹参、葛根、槐花、毛冬青、夏枯草、三七	用于心气不足,心失荣养,心脉痹阻,血行失畅之胸痹,眩晕,以及高血压、高脂血症等症	口服,每次2片,每日3次	【注意】偶有病人服药后感觉口干、腹胀、纳差,此乃处方偏寒所致,饭后服用可避免。孕妇忌服	活血化瘀,通脉养心,降压降脂

续表

药名	组成	适应证	用法用量	临床应用（临床定位 / 使用注意 / 联用报告）	功效特点
清脑降压胶囊［典］［保］	黄芩、夏枯草、槐米、磁石(煅)、牛膝、当归、地黄、丹参、水蛭、钩藤、决明子、地龙、珍珠母	用于肝阳上亢，症见血压偏高，头昏头晕，失眠健忘	口服。每次 3～5 片，每日 3 次	【定位】适用于肝阳上亢证，症见头晕、头痛兼见项强，情绪激动后加重，目赤，口苦，急躁易怒，舌红，苔薄黄，脉弦数者。 【注意】本品含有水蛭、地龙成分，易过敏患者慎用	平肝潜阳，清脑降压
半夏天麻丸［典］［保］	法半夏、天麻、黄芪(蜜炙)、人参、苍术(米泔炙)、白术(麸炒)、茯苓、陈皮、泽泻、六神曲(麸炒)、麦芽(炒)、黄柏	脾虚湿盛、痰浊内阻所致的眩晕、头痛、如蒙如裹、胸脘满闷	口服。一次 6g(1 袋)，每日 2~3 次	【定位】高血压等疾病引起的眩晕、偏头痛等证属脾虚湿盛。 【注意】肝肾阴虚，肝阳上亢所致的头痛、眩晕忌用。服药期间忌食生冷油腻及海鲜类食物。平素大便干燥者慎服	健脾祛湿，化痰息风

第五节 血脂管理常用中成药

血脂异常主要指血液总胆固醇（TC）、低密度脂蛋白胆固醇（LDL-C）、甘油三酯（TG）过高，高密度脂蛋白胆固醇（HDL-C）过低。中医认为血脂异常多属于“痰湿”“浊阻”范畴，其核心病机为阳气虚衰，痰湿偏盛，可分为胃热滞脾证、痰湿内盛证、脾虚不运证，分别以清胃泻热、燥湿化痰、健脾益气为治法。

中成药治疗血脂异常关键要区分实证和虚证。本病多属本虚标实之候。本虚多为脾肾气虚，或兼心肺气虚；标实为痰湿膏脂内停，或兼水湿、血瘀、气滞等。降脂类中成药与西药合并应用可减少降脂西药的用量，根据血脂异常类型选择中成药降脂治疗可显著降低血脂水平，并可减少西药降脂药物的不良反应。目前用于治疗血脂异常的中成药主要有血脂康、脂必泰、脂必妥、松龄血脉康胶囊、降脂灵片、绞股蓝总甙片等，其有效成分多为天然他汀类中药提取物或经中药配伍而成，具体药物介绍见表 7-5-1。

表 7-5-1　血脂管理常用中成药一览表

药名	组成	适应证	用法用量	临床应用 （临床定位 / 使用注意 / 联用报告）	功效特点
血脂康胶囊 [典] [保] [基]	红曲	用于痰阻血瘀所致的高脂血症，症见气短、乏力、头晕、头痛、胸闷、腹胀、食少纳呆，也可用于由高脂血症及动脉粥样硬化引起的心脑血管疾病的辅助治疗	口服，每次2粒，每日2次，早、晚饭后服用；轻至中度患者每日2粒，晚饭后服用，或遵医嘱	【定位】高脂血症及动脉粥样硬化引起的心脑血管疾病，可作为冠心病的二级预防用药，其他他汀类药物不能耐受的替代治疗。对2型糖尿病合并血脂异常、冠心病合并高脂血症、糖尿病性脂肪肝等有改善作用。 【注意】用药期间应定期检查血脂、血清转氨酶和肌酸磷酸激酶水平；有肝病史者服用本品尤其要注意肝功能的监测。在本品治疗过程中，如发生血清转氨酶增高达到正常上限3倍，或血清肌酸磷酸激酶显著增高时，应停用本品。孕妇及哺乳期妇女慎用。服用期间饮食宜清淡。儿童用药的安全性和有效性尚未确定。对本品过敏者禁用。活动性肝炎或无法解释的血清转氨酶升高者禁用。 【联用报告】可联合依折麦布治疗高脂血症。与他汀类降脂药联用应谨慎，可能增加不良反应发生率	化浊降脂，活血化瘀，健脾消食

续表

药名	组成	适应证	用法用量	临床应用 (临床定位/使用注意/联用报告)	功效特点
脂必妥片/胶囊[保]	山楂、白术、红曲等	脾瘀阻滞，症见气短，乏力，头晕，胸闷，腹胀，食少纳呆等；高脂血症；也可用于高脂血症及动脉粥样硬化引起的其他心脑血管疾病的辅助治疗	口服，片剂每次3片，胶囊每次1粒，每日2次，早晚饭后服用，或遵医嘱	【定位】高脂血症患者；高胆固醇血症患者；胆固醇升高为主的混合型血脂异常患者；甘油三酯升高及高密度脂蛋白胆固醇降低的患者；其他他汀类药物不能耐受或服用其他降脂药出现转氨酶或肌酶升高的血脂异常患者。 【注意】服药期间及停药后应尽量避免高脂饮食，如肥肉、禽肉皮、内脏、蛋黄等。孕妇及哺乳期妇女慎用	健脾消食，除湿祛痰，活血化瘀
脂必泰[保]	山楂、泽泻、白术、红曲	主治痰瘀互结、气血不利所致的高脂血症，症见头昏、胸闷、腹胀、食欲减退、神疲乏力等	口服，每次1粒，每日2次。	【注意】服药期间及停药后应尽量避免高脂饮食，如肥肉、禽肉皮、内脏、蛋黄等。孕妇及哺乳期妇女禁用	消痰化瘀，健脾和胃
血脂宁丸(降脂宁颗粒)[典][基]	决明子、山楂、荷叶、制何首乌、白糖	痰浊阻滞型高脂血症，症见头昏胸闷、大便干燥	口服，丸剂每次2丸，每日2~3次；颗粒剂每次10g，每日3次	【定位】高脂血症；心律不齐；心脑血管供血不足；血管闭塞性疾病。 【注意】严重胃溃疡、胃酸分泌多者禁用或慎用。不可直接整丸吞服，建议嚼服或掰碎后吞服。孕妇慎用	化浊降脂，润肠通便
心脑清软胶囊(五福心脑康)	精制红花油、维生素B_6、维生素E、冰片等	瘀血阻滞所致的中风，半身不遂，口眼㖞斜，胸痹心痛。脑梗死，冠心病，心绞痛及高脂血症见上述证候者	口服，每次2粒(偏瘫患者每次3粒)，每日3次，饭后服用；或遵医嘱	【定位】用于防治动脉粥样硬化、高脂血症、高血压、冠心病、心绞痛、脑动脉硬化症，并可用于脑出血和脑血栓引起的偏瘫 【注意】个别患者饭前服药可出现恶心、口干等症状，故以饭后服用为宜	活血散瘀，通经止痛，开窍醒神

续表

药名	组成	适应证	用法用量	临床应用（临床定位 / 使用注意 / 联用报告）	功效特点
通脉降脂片	笔管草、川芎、荷叶、三七、花椒	高脂血症	口服，每次4片，每日3次。	【定位】适用于高脂血症舌暗有瘀斑的患者；舌红苔黄者加用清热药；防治动脉粥样硬化。【注意】不适用于高脂血症见气短乏力、舌淡苔薄白者	降脂化浊，活血通脉
绞股蓝总甙片/胶囊［保］	绞股蓝总苷	适用于高脂血症，症见心悸气短、胸闷肢麻、眩晕头痛、健忘耳鸣、自汗乏力、脘腹胀满等，或心脾气虚、痰阻血瘀者	口服，片剂每次2~3片，胶囊剂每次2粒，每日3次，3个月为1个疗程	【定位】高脂血症、各种原因引起的免疫功能低下症，对合并血脂异常的肿瘤患者效果更佳。【注意】长期服用对肝、肾功能可能有影响，也可以引起肝硬化等改变，长期服用应注意肝、肾功能检测；伴有其他严重的慢性病，或在治疗期间又患有其他疾病，应前往医院就诊，在医师指导下服药	养心益脾，益气和血，除痰化瘀，降低血脂
降脂通络软胶囊［典］	姜黄提取物	高脂血症，症见胸胁胀痛、心前区刺痛、胸闷，舌尖边有瘀点或瘀斑、脉弦或涩等属血瘀气滞证者	口服，每次2粒，每日3次，饭后服用，或遵医嘱	【定位】气滞血瘀型高脂血症，脂肪肝。【注意】本品不宜用于高脂血症见气短乏力，舌淡苔薄白者；心前区刺痛明显者可合用山楂、丹参、绞股蓝等化瘀药物，偶有腹胀、腹泻	活血行气，降脂祛浊
心安宁片［典］	葛根、山楂、制何首乌、珍珠粉	血脂过高、心绞痛及高血压引起的头痛、头晕、耳鸣、心慌	口服，每次4~5片，每日3次，或遵医嘱	【定位】高脂血症；对合并高血压及睡眠异常者效果更佳；头胀痛症状较重者可用菊花水送服【注意】孕妇忌服	养阴宁心，化瘀通络，降血脂

续表

药名	组成	适应证	用法用量	临床应用 （临床定位/使用注意/联用报告）	功效特点
丹香清脂颗粒[典][保]	丹参、川芎、桃仁、降香、三棱、莪术、枳壳、大黄	用于高脂血症属气滞血瘀证者	开水冲服，每次 10g，每日 3 次	【注意】孕妇及有出血倾向者禁用。体质虚弱者慎用。个别患者服药后出现恶心，可自行缓解	活血化瘀，行气通络
丹田降脂丸	丹参、田七、川芎、泽泻、人参、当归、何首乌、黄精	用于高脂血症及伴有脑动脉硬化症、冠心病等	口服，每次 1~2 粒，每日 2 次	【定位】降低血清脂质，改善微循环。 【注意】发热、外感时慎用。孕妇慎用，月经期及有出血倾向者禁用。少数患者服用本品第 1 周内出现腹胀、上腹痛、腹泻等症，减少剂量或短期停药后可消失，不影响完成疗程。少数者可出现皮疹、一过性血清蛋白减少、ALT 升高等反应，继续服药可恢复正常。 【联用报告】丹田降脂丸联合他汀类药物可治疗高脂血症。丹田降脂丸联合多烯磷脂酰胆碱胶囊可治疗非酒精性脂肪肝	活血化瘀，健脾补肾
心可舒胶囊[典][保][基]	丹参、葛根、三七、山楂、木香	用于气滞血瘀型冠心病引起的胸闷、心绞痛、高血压，头晕、头痛、颈项疼痛及心律失常、高血脂等症	口服，每次 4 粒，每日 3 次，或遵医嘱	【注意】对本品过敏者禁用。心阳虚患者不宜用。孕妇慎用。本品易吸潮，打开包装袋后，请及时服用。 【联用报告】可联合西药常规治疗冠心病、高血压、高脂血症	活血化瘀，行气止痛

续表

药名	组成	适应证	用法用量	临床应用（临床定位 / 使用注意 / 联用报告）	功效特点
荷丹片［典］［保］	荷叶、山楂、补骨脂(盐水炒)、丹参、番泻叶等	高脂血症属痰浊挟瘀证候者	口服，糖衣片每次5片，薄膜衣片每次2片，每日3次，饭前服用，8周为1个疗程，或遵医嘱	【定位】痰瘀互结证型血脂异常患者。 【注意】偶见腹泻、恶心、口干，孕妇禁用。脾胃虚寒，便溏者忌服。 【联用报告】可联合他汀类降脂药改善血脂异常	化痰降浊，活血化瘀
降脂通脉胶囊［保］	决明子、姜黄、泽泻、三七、铁线草	用于痰瘀阻滞所致的高脂血症	口服，每次2~4粒，每日3次	【定位】痰瘀互结高脂血症患者，也可用于高脂血症及动脉粥样硬化引起的其他心脑血管疾病的辅助治疗。 【注意】孕妇忌用。 【联用报告】可联合他汀类药物、依折麦布片治疗高脂血症	化痰祛湿，活血通脉
降脂灵颗粒［典］［保］	制何首乌、枸杞子、黄精、山楂、决明子	用于肝肾不足型高脂血症，症见头晕、目眩、须发早白	颗粒每次1袋，每日3次	【注意】忌食油腻厚味之品。脾虚腹泻者慎用	补肝益肾，养血明目
血滞通胶囊［保］［典］	薤白	用于血瘀痰阻型高脂血症所致的胸闷、乏力、腹胀等	口服，每次2粒，每日3次，4周为1个疗程，或遵医嘱	【注意】尚不明确。 【联用报告】可与阿托伐他汀联用，降低TG、TC、LDL-C水平效果良好，且安全性高	通阳散结，行气导滞
舒冠片	制何首乌、黄精、丹参、红花、川芎、淫羊藿、五灵脂	用于防治冠心病、心绞痛，动脉粥样硬化，高脂血症及抗血栓形成等	口服，每次6片，每日3次	【定位】预防性用药	养阴活血，益气温阳

续表

药名	组成	适应证	用法用量	临床应用 （临床定位 / 使用注意 / 联用报告）	功效特点
蒲参胶囊［保］	何首乌、蒲黄、丹参、川芎、赤芍、山楂、泽泻、党参	用于血瘀证型的高脂血症，症见头晕目眩、头部刺痛、胸部刺痛、胸闷憋气、心悸怔忡、肢体麻木；舌质紫暗或有瘀点，脉象细涩	口服，每次4粒，每日3次	【定位】证属血瘀证的血脂异常患者。 【注意】肝、肾功能不全者应减少用量。少数病人服药后胃脘部不适、恶心、腹胀、腹泻、纳呆、口干等。 【联用报告】蒲参胶囊联合阿托伐他汀、瑞舒伐他汀钙治疗高脂血症	活血祛瘀，滋阴化浊
泰脂安胶囊	女贞叶乙醇提取物	用于肝肾阴虚、阴虚阳亢证所致的原发性高脂血症，症见头晕痛胀，口干，烦躁易怒，肢麻，腰酸，舌红少苔，脉细	口服，每次3粒，每日3次	【定位】证属肝肾阴虚证的血脂异常患者。 【注意】服药后少数患者出现胃部胀满、嘈杂不适、食欲减退，饭后服用有助于减轻胃部不适症状。个别患者服药后可能出现肾功能轻度异常改变。少数患者服药后，出现头晕、乏力加重。肾功能异常者慎用。孕妇及哺乳期妇女慎用。 【联用报告】可与他汀类药物联用降低血脂，同时降低转氨酶，安全性良好	滋养肝肾
脂康颗粒［典］	决明子、枸杞子、桑葚、红花、山楂	用于肝肾阴虚挟瘀之高脂血症，症见头晕或胀或痛，耳鸣眼花，腰膝酸软，手足心热，胸闷，口干，大便干结	开水冲服，每次1袋，每日2次	【定位】阴虚夹瘀之高脂血症。 【注意】禁烟酒及高脂饮食。妇女妊娠期、月经过多者忌用。 【联用报告】联合非诺贝特治疗高脂血症，可协同降脂，同时保肝降酶。联合瑞舒伐他汀钙能明显降低高脂血症患者血脂及炎症因子水平，降低颈动脉内膜中层厚度（IMT）及缩小斑块面积	滋阴清肝，活血通络

续表

药名	组成	适应证	用法用量	临床应用（临床定位/使用注意/联用报告）	功效特点
益康胶囊	人参、黄芪、丹参、黄精、天花粉、何首乌、灵芝、珍珠层粉、三七、甲基橙皮苷、泽泻、维生素A、维生素E等	用于冠心病、高脂血症、脑动脉硬化症、老年性视力减退。对甲状腺功能减退和慢性老年性支气管炎有辅助治疗作用	口服，每次2粒，每日3次。3个月为1个疗程	【定位】衰老引起的退行性疾病。 【注意】偶见胃脘不适，口干，食欲缺乏，恶心。孕妇、哺乳期妇女禁用。忌辛辣、生冷、油腻食物。感冒发热患者不宜服用。本品宜饭前服用	扶正固本
脂降宁片	山楂、制何首乌、丹参、葛根、瓜蒌、决明子、氯贝酸铝、维生素C	用于胸痹心痛，眩晕耳鸣，肢体麻木，高脂血症或合并高血压、冠心病，动脉硬化等的高脂血症	口服，每次3~4片，每日3次	【注意】个别患者服用后有轻度消化道不适，但不影响继续用药。孕妇禁用。肝、肾功能不全者慎用	行气散瘀，活血通经，益精血，降血脂
血脂平胶囊［保］	刺梨、徐长卿、绞股蓝、山楂	用于痰瘀互阻引起的高脂血症，症见胸闷、气短、乏力、心悸、头晕等	口服，每次2~4粒，每日3次	【注意】少食肥甘性食物	活血祛痰

附　录

常用医学拉丁文简缩词表

简缩词	中文意义
给药方式	
po	口服
ID,id	皮内注射
IH,ih	皮下注射
IM,im	肌内注射
IV,iv	静脉注射
iv.gtt,iv.drip	静脉滴注
给药频次	
qd	每日1次
bid	每日2次
tid	每日3次
qid	每日4次
qh	每小时1次
q2h	每2小时1次
q4h	每4小时1次
q6h	每6小时1次
qn	每晚一次
qod	隔日一次
qw	每周一次
biw	每周两次

续表

简缩词	中文意义
hs	临睡前
am	上午
pm	下午
St	立即
DC	停止
prn	需要时(长期)
sos	需要时(限用 1 次,12 小时内有效)
12n	中午 12 时
12mn	午夜 24 时

常用术语英文缩略词表

缩略词	中文意义
5-HT	五羟色胺
ABI	踝臂血压指数
ABPM	动态血压监测
ACEI	血管紧张素转化酶抑制剂
ACS	急性冠脉综合征
ADP	二磷酸腺苷
AHF	急性心力衰竭
ALT	丙氨酸氨基转移酶
AMI	急性心肌梗死
ARB	血管紧张素Ⅱ受体阻滞剂
ARNI	血管紧张素受体脑啡肽酶抑制剂
ASCVD	动脉粥样硬化性心血管疾病
AST	天冬氨酸氨基转移酶
AVN	房室结
BMI	体重指数
BMS	裸金属支架

续表

缩略词	中文意义
BNP	血浆利钠肽
CA	心脏淀粉样变
CABG	冠状动脉旁路移植术
CCB	钙通道阻滞剂
CCS	慢性冠脉综合征
cGMP	环磷酸鸟苷
CHD	冠状动脉粥样硬化性心脏病
CHF	慢性心力衰竭
CK	肌酸激酶
CKD	慢性肾脏病
CKMB	肌酸激酶同工酶
CM	乳糜微粒
CRT	心脏再同步化治疗
CTA	计算机断层扫描冠状动脉造影
cTn	心肌肌钙蛋白
DAPT	双联抗血小板治疗
DBP	舒张压
DCB	药物涂层球囊
DES	药物洗脱支架
DHPs	二氢吡啶类
DM	糖尿病
DPP-4i	二肽基肽酶Ⅳ抑制剂
DSMES	糖尿病自我管理教育与支持
eGFR	估算的肾小球滤过率
EMB	心肌活检
FRC	固定比例复方
GFR	肾小球滤过率
GKA	葡萄糖激酶激活剂

续表

缩略词	中文意义
GLP-1RA	胰高糖素样肽 -1 受体激动剂
HbA_{1c}	糖化血红蛋白
HBPM	家庭血压监测
HDL-C	高密度脂蛋白胆固醇
HF	心力衰竭
HFimpEF	射血分数改善的心力衰竭
HFmrEF	射血分数轻度降低的心力衰竭
HFpEF	射血分数保留的心力衰竭
HFrEF	射血分数降低的心力衰竭
ICD	埋藏式心脏转复除颤器
ICM	缺血性心肌病
IDL	中间密度脂蛋白
IFG	空腹血糖受损
IGT	糖耐量减低
IMT	颈动脉内膜中层厚度
INR	国际标准化比值
IPE	二十碳五烯酸乙酯
ISA	内在拟交感活性
LBBB	左束支传导阻滞
LDL-C	低密度脂蛋白胆固醇
LVEF	左心室射血分数
LVH	左心室肥厚
MACE	主要不良心血管事件
MAOI	单胺氧化酶抑制剂
MRA	盐皮质激素受体拮抗剂
MRA	磁共振血管造影
MRI	磁共振成像
MSA	膜稳定作用
NDHPs	非二氢吡啶类
NO	一氧化氮

续表

缩略词	中文意义
NSAID	非甾体抗炎药
NSTEMI	非 ST 段抬高型心肌梗死
NT-proBNP	N 末端 B 型利钠肽原
NYHA	纽约心脏协会
OGTT	口服葡萄糖耐量试验
PCI	经皮冠状动脉介入治疗
PCSK9	前蛋白转化酶枯草溶菌素 9
PPAR	过氧化物酶体增殖物激活受体
PWV	脉搏波传导速度
RAAS	肾素 - 血管紧张素 - 醛固酮系统
SAN	窦房结
SBP	收缩压
SCD	心脏性猝死
sGC	可溶性鸟苷酸环化酶
SGLT2i	钠 - 葡萄糖共转运蛋白 2 抑制剂
SQTS	长 Q-T 间期综合征
STEMI	ST 段抬高型心肌梗死
T1DM	1 型糖尿病
T2DM	2 型糖尿病
TC	总胆固醇
TG	甘油三酯
TTE	经胸超声心动图
TXA_2	血栓素 A_2
TZD	噻唑烷二酮
UA	不稳定型心绞痛
ULN	正常值上限
VLDL	极低密度脂蛋白

主要参考文献

[1] 国家卫生计生委合理用药专家委员会, 中国药师协会. 急性 ST 段抬高型心肌梗死溶栓治疗的合理用药指南 [M]. 北京: 人民卫生出版社, 2019.

[2] 国家卫生计生委合理用药专家委员会, 中国药师协会. 冠心病合理用药指南 (第 2 版) [J]. 中国医学前沿杂志 (电子版), 2018, 10 (6): 1-130.

[3] 高血压精准化诊疗专家共识组, 老年心脑血管病教育部重点实验室, 曾春雨, 等. 高血压精准化诊疗中国专家共识 (2024)[J]. 中华高血压杂志, 2024, 32 (6): 505-519.

[4] 中华医学会心血管病学分会, 中国生物医学工程学会心律分会. 心房颤动诊断和治疗中国指南 [J]. 中华心血管病杂志, 2023, 51 (6): 572-618.

[5] 中华医学会心血管病学分会, 中华心血管病杂志编辑委员会. 中国慢性冠脉综合征患者诊断及管理指南 [J]. 中华心血管病杂志, 2024, 52 (6): 589-614.

[6] 中华医学会, 中华医学会临床药学分会, 中华医学会杂志社, 等. 2 型糖尿病基层合理用药指南 [J]. 中华全科医师杂志, 2021, 20 (6): 615-630.

[7] 中华医学会心血管病学分会, 中国生物医学工程学会心律分会. 抗心律失常药物临床应用中国专家共识 [J]. 中华心血管病杂志, 2023, 51 (3): 256-269.

[8] 丁霞. 防治冠心病常用中成药与西药配伍禁忌分析 [J]. 中国实用医药, 2018, 13 (32): 197-198.

[9] 世界中医药学会联合会急症专业委员会, 中国中西医结合学会重症医学专业委员会, 方邦江, 等. 苏合香丸急重症临床应用专家共识 [J]. 现代中医药, 2025, 45 (1): 1-11.

[10] 卢恩仕, 何丽云, 雒琳, 等. 芪参益气滴丸治疗冠心病心绞痛的有效性和安全性: 系统评价与 Meta 分析 [J]. 中国循证心血管医学杂志, 2024, 16 (6): 667-673.

[11] 项娜, 胡家芸, 吴斌, 等. 参松养心胶囊治疗心房颤动的研究进展 [J]. 中国心脏起搏与心电生理杂志, 2024, 38 (6): 391-396.

[12] 陈晶晶, 马晓昌, 陈可冀. 麝香通心滴丸治疗心血管疾病研究进展 [J]. 中国中西医结合杂志, 2023, 43 (10): 1273-1280.

[13] 中华中医药学会《养心氏片治疗冠心病临床应用专家共识》项目组, 刘红旭. 养心氏片治疗冠心病临床应用专家共识 (2024 年版)[J]. 中医杂志, 2024, 65 (20): 2166-2172.

[14] 朱明军, 中华中医药学会心血管病分会. 冠心宁片治疗冠心病临床应用专家共识 [J]. 中华中医药学刊, 2025, 43 (2): 251-258.

[15] 王薇, 曹璐, 任鹏, 等. 口服中成药联合常规西药治疗稳定型心绞痛的网状 Meta 分析 [J]. 中医临床研究, 2024, 16 (2): 50-61.

[16] 国家中医心血管病临床医学研究中心, 中国医师协会中西医结合医师分会, 中国中西医结合学会活血化瘀专业委员会, 等. 三七总皂苷制剂临床应用中国专家共识 [J]. 中国中西医结合杂志, 2021, 41 (10): 1157-1167.

[17] 杨文明, 汪瀚, 孙塑伦, 等. 银杏酮酯分散片治疗缺血性心脑血管疾病临床应用专家共识 [J]. 中国中药杂志, 2022, 47 (2): 301-305.

[18] 中国医师协会中西医结合医师分会, 国家中医心血管病临床医学研究中心, 中国中医药循证医学中心 (心血管病项目组、脑病项目组). 口服银杏叶制剂临床应用中国专家共识 (2020)[J]. 中国中西医结合杂志, 2020, 40 (12): 1424-1429.

[19] 樊根豪, 邢作英, 刘梦琳, 等. 心可舒治疗不稳定型心绞痛有效性及安全性的系统评价 [J]. 中草药, 2020, 51 (18): 4719-4732.

[20] HUANG H, LIU Y, SHUAI W, et al. Atrial tachyarrhythmia prevention by Shensong Yangxin after catheter ablation for persistent atrial fibrillation: the SS-AFRF trial [J]. Eur Heart J, 2024, 45 (40): 4305-4314.

[21] MA L, LI L, MA F, et al. Efficacy, safety, and economy of shensongyangxin capsules for the treatment of coronary heart disease arrhythmia: a meta-analysis of randomized controlled trials [J]. Ann Med Surg (Lond), 2023, 85 (10): 4989-5000.

[22] 王永霞, 郑佳, 李巧稚, 等. 2021—2023 年中医药防治常见心血管疾病研究述评 [J]. 中医杂志, 2024, 65 (11): 1189-1195.

[23]《中成药治疗优势病种临床应用指南》标准化项目组. 中成药治疗室性早搏临床应用指南 (2020 年)[J]. 中国中西医结合杂志, 2021, 41 (6): 646-651.

[24] 胡海殷, 季昭臣, 于丹丹, 等. 中成药治疗缓慢性心律失常临床随机对照试验的网状 Meta 分析 [J]. 中国中药杂志, 2020, 45 (5): 1149-1158.

[25] HAN H G, LI Z Q, OUYANG J F, et al. Mechanism of Lingbao Huxin Dan in the treatment of bradyarrhythmia complicated with coronary heart disease: a network pharmacology analysis [J]. Journal of Traditional Chinese Medicine [J]. 2023, 43 (5): 1001-1009.

[26]《活血化瘀类中成药合理用药指南》编写专家组. 活血化瘀类中成药合理用药指南 (下篇)[J]. 中国新药杂志, 2023, 32 (4): 338-347.

[27] 熊兴江, 王朋倩, 姚魁武, 等. 中医药治疗高血压病研究述评与展望 [J]. 中国中药杂志, 2023, 48 (24): 6592-6599.

[28] 北京中西医结合学会卒中专业委员会. 松龄血脉康治疗脑血管疾病专家共识 [J]. 中西医结合心脑血管病杂志, 2023, 21 (11): 1921-1927.

[29]《中成药治疗优势病种临床应用指南》标准化项目组. 中成药治疗原发性高血压临床应用指南 (2021 年)[J]. 中国中西医结合杂志, 2022, 42 (7): 773-781.

[30] 马毓聪, 胡海殷, 彭德慧, 等. 中成药治疗高脂血症随机对照试验的证据总结与评价

[J]. 天津中医药, 2025, 42 (4): 445-453.

[31] CHEANG L, YAO W, ZHOU Y, et al. The traditional Chinese medicine Qiliqiangxin in heart failure with reduced ejection fraction: a randomized, double-blind, placebo-controlled trial [J]. Nature Medicine, 2024, 30 (8): 2295-2302.

[32] YANG Y, LI X, CHEN G, et al. Traditional Chinese medicine compound (Tongxinluo) and clinical outcomes of patients with acute myocardial infarction: the CTS-AMI randomized clinical trial [J]. JAMA, 2023, 330 (16): 1534-1545.

[33] 霍勇, 吴宗贵, 林谦, 等. 通心络防治冠心病临床应用中国专家共识 [J]. 中国介入心脏病学杂志, 2024, 32 (4): 181-190.

[34] 中国中西医结合学会心血管病专业委员会, 中国医师协会中西医结合医师分会心血管病学专家委员会, 中国医师协会中西医结合医师分会心脏介入专家委员会, 等. 速效救心丸治疗冠心病中国专家共识 [J]. 中西医结合心脑血管病杂志, 2019, 17 (21): 3265-3267.

[35] LUO J, SONG W, YANG G, et al. Compound Danshen (Salvia miltiorrhiza) dripping pill for coronary heart disease: an overview of systematic reviews [J]. Am J Chin Med, 2015, 43 (1): 25-43.

[36] ZHANG Y Z, ZENG R X, ZHOU Y S, et al. Kuanxiong Aerosol in treatment of angina pectoris: a literature review and network pharmacology [J]. Chinese Journal of Integrative Medicine, 2021, 27 (6): 470-480.

[37] 中国医师协会中西医结合医师分会心血管病专业委员会, 国家中医心血管病临床医学研究中心. 麝香保心丸治疗冠心病专家共识 [J]. 中国中西医结合杂志, 2022, 42 (7): 782-790.

[38] 国家药典委员会. 中华人民共和国药典: 2025 年版 [M]. 北京: 中国医药科技出版社, 2025.

[39] OPIE L H, GERSH B J. 心脏用药 [M]. 诸骏仁, 范维琥, 朱文玲, 等译. 6 版. 北京: 人民卫生出版社, 2008.

[40] 王吉耀, 葛均波, 邹和建, 等. 实用内科学 [M]. 16 版. 北京: 人民卫生出版社, 2021.

[41] 中国高血压防治指南修订委员会, 高血压联盟, 中国医疗保健国际交流促进会高血压病学分会, 等. 中国高血压防治指南 (2024 年修订版)[J]. 中华高血压杂志 (中英文), 2024, 32 (7): 603-700.

[42] 中华医学会心血管病学分会, 中国医师协会心血管内科医师分会, 中国医师协会心力衰竭专业委员会, 等. 中国心力衰竭诊断和治疗指南 2024 [J]. 中华心血管病杂志, 2024, 52 (3): 235-275.

[43] 曹克将, 陈柯萍, 陈明龙, 等. 2020 室性心律失常中国专家共识 (2016 共识升级版)[J]. 中国心脏起搏与心电生理杂志, 2020, 34 (3): 189-253.

索　引

化学药品名和生物制品名索引

F

G

H

J

K

L

M

N

O

P

Q

R

S

T

Z

中成药名索引

M

N

P

Q

S

T

W

X